Katharina Herdener

30 WORKOUTS IN DER BOX

Beweglichkeit

Trainingskarten für eine bessere Körperhaltung, gesunde Gelenke, entspannte Muskeln

riva

Bibliografische Information der Deutschen Nationalbibliothek
Die Deutsche Nationalbibliothek verzeichnet diese Publikation in der Deutschen Nationalbibliografie.
Detaillierte bibliografische Daten sind im Internet über http://d-nb.de abrufbar.

Für Fragen und Anregungen

info@rivaverlag.de

Wichtige Hinweise

Dieses Produkt ist für Lernzwecke gedacht. Es stellt keinen Ersatz für eine individuelle medizinische Beratung dar und sollte auch nicht als solcher benutzt werden. Wenn Sie medizinischen Rat einholen wollen, konsultieren Sie bitte einen qualifizierten Arzt. Der Verlag und der Autor haften für keine nachteiligen Auswirkungen, die in einem direkten oder indirekten Zusammenhang mit den Informationen stehen, die in diesem Buch enthalten sind.

Ausschließlich zum Zweck der besseren Lesbarkeit wurde auf eine genderspezifische Schreibweise sowie eine Mehrfachbezeichnung verzichtet. Alle personenbezogenen Bezeichnungen sind somit geschlechtsneutral zu verstehen.

Originalausgabe
1. Auflage 2022

Türkenstraße 89
80799 München
Tel.: 089 651285-0
Fax: 089 652096

Redaktion: Susanne Schneider
Umschlaggestaltung: Manuale Amode, München
Umschlagabbildungen: medo.check®, www.medocheck.com
Fotos: medo.check®, S. 31: Laelia Media
Die Videos wurden zur Verfügung gestellt von medo.check®
Layout: Manuela Amode, München
Satz: Müjde Puzziferri, MP Medien, München
Printed in China

ISBN Print 978-3-7423-2188-6

Weitere Informationen zum Verlag finden Sie unter
www.rivaverlag.de
Beachten Sie auch unsere weiteren Verlage unter www.m-vg.de

Inhalt

1

Beweglich von Kopf bis Fuß

Die Bedeutung von Beweglichkeitstraining

Bewegung liegt in unserer DNA. Die Möglichkeit, sich bewegen zu können, ist für gesunde Menschen selbstverständlich. Dennoch gibt es immer wieder Situationen, in denen wir unsere Beweglichkeit vernachlässigen und das natürliche Streben nach Bewegung in den Hintergrund rückt – sei es im Alltag durch primär sitzende Tätigkeiten und allerlei Hilfs- und Transportmittel wie Auto oder Fahrstuhl oder auch ganz unfreiwillig durch Verletzungen oder Schmerzen. Zu den Umständen des Alltags, die uns immer wieder zu weniger Bewegung verführen, kommen Fehl- und Überbelastungen wie eine schlechte Körperhaltung oder durch Verspannungen bedingte Fehlhaltungen. Schnell entsteht ein Teufelskreis, der in noch weniger Bewegung resultiert.

Unter einem ganzheitlichen Beweglichkeitstraining ist weitaus mehr als das reine Dehnen von verspannten Muskelpartien zu verstehen. Beweglichkeit ist die Fähigkeit, Bewegungen mit großen Bewegungsamplituden auszuführen und den gesamten Bewegungsspielraum der Gelenke zu nutzen. Dafür sind eine funktionsfähige Muskulatur sowie elastische Sehnen und Bänder notwendig.

Die Mischung macht den Erfolg

Von schwungvollen, gymnastischen Übungen über klassische, lang gehaltene Dehnpositionen wie im Yoga bis hin zu Faszienmassagen mit Rolle und Kugel und der Implementierung von Mobility-Übungen im funktionellen Training – in den letzten 30 Jahren hat sich wohl kaum ein anderes sportwissenschaftliches Themengebiet dermaßen weiterentwickelt. Heute weiß man, dass Dehnen allein noch kein effektives und sinnvolles Beweglichkeitstraining ausmacht. Training der Beweglichkeit bedeutet zum einen, die Elastizität der Muskeln, Sehnen und Bänder zu erhalten oder wiederherzustellen – hierzu sind vor allem aktive und passive sowie statische und dynamische Dehnmethoden hilfreich. Beweglichkeitstraining implementiert aber auch eine selbstständige Kraftentwicklung und ein gutes Zusammenspiel der Muskeln untereinander, um den Spielraum der Gelenke gezielt nutzen zu können – dafür dürfen aktive Mobilisationsübungen nicht fehlen. Die Workouts in diesem Kartenset bauen auf einer Kombination aus klassischen Dehnübungen und aktiven Mobilisationsübungen auf.

Statisches Dehnen

Das statische Halten einer Dehnposition, auch oft als »Stretching« bezeichnet, stellt die wohl bekannteste Form des Beweglichkeitstrainings dar und wird der Einfachheit halber gern angewandt. Die Dehnposition wird langsam eingenommen und für mindestens 45 Sekunden bewegungslos gehalten. Durch das langsame Einnehmen der Position kann der Muskel relativ schnell entspannen und das Verletzungsrisiko ist sehr gering.

Statisches Dehnen sollte generell nicht vor dem Krafttraining oder anderen intensiveren sportlichen Belastungen ausgeführt werden, da dadurch der Muskeltonus reduziert wird, was dem folgenden Training abträglich ist und die Verletzungsgefahr erhöht. Statisches Dehnen in Kombination mit anderen sportlichen Aktivitäten sollte im Anschluss stattfinden. Auf diese Weise wird die Muskulatur wieder gelockert. Das Dehnen ist dann eine erste regenerative Maßnahme, um die durch das Training erhöhte Muskelspannung wieder zu senken.

Aktive Gelenkmobilisation

Hier kommt das Zusammenspiel von Muskulatur und Nervensystem ins Spiel. Bei den gelenkmobilisierenden Übungen wird über das Nervensystem die Muskulatur aktiv und willkürlich gesteuert und dabei neben der Flexibilität auch die motorische Kontrolle und Kraft trainiert. Diese Übungen sind also gleichzeitig ein effektives Training für das Nervensystem. In der Regel werden diese Übungen, je nach Komplexität, 10- bis 20-mal je Seite wiederholt. Dabei werden häufig kreisende und pendelnde Bewegungen ausgeführt oder zwischen einer Start- und Endposition hin und her gewechselt, sodass ein kontinuierlicher Bewegungsfluss entsteht. Diese Art des Beweglichkeitstrainings eignet sich – neben der Intention, die Beweglichkeit zu verbessern – gut dafür, den Körper auf eine anstehende intensivere Trainingseinheit vorzubereiten.

Die richtige Zeit für das Training finden

Die Workouts sind nach thematischen Schwerpunkten gegliedert. Ob einzelne Körperpartien, Beschwerdebilder, Tageszeiten und Umgebungen – die Übungen sind so gewählt, dass sie keinerlei Vorbereitung benötigen und als eigenständiges Training durchgeführt werden können. Bei diesen Trainingseinheiten von 10 bis 35 Minuten steht die Beweglichkeit im Fokus. Die Workouts können jedoch auch hervorragend in bereits bestehende Trainingspläne integriert werden. So kannst du das Workout »Rundum beweglich – Kurzprogramm« oder eine gezielte Wirbelsäulenmobilisation als aktivierende und aufwärmende Vorbereitung für intensivere Trainingseinheiten einsetzen. Als regenerative Einheit nach einer anstrengenden Belastung – also als Cool-down – wirkt sich ein Beweglichkeitstraining positiv auf die körperliche Erholung aus. Egal, wann du ein solches Training ausführst und zu welchem Zweck du es einsetzt, ob es lang dauert oder nur wenige Minuten: Wenn du es regelmäßig durchführst, wird es sich positiv auf die Beweglichkeit und die Körperhaltung auswirken.

Der Aufbau der Workouts

»Keep it simple!« sollte das Motto lauten. Das Training mit den Karten ist einfach und praktisch. Die Trainingskarten sind übersichtlich aufgebaut und in der kleinen handlichen Box passen sie in jede Tasche, damit du unterwegs gezielt aktiv sein kannst. Da du für die meisten Workouts kein Equipment benötigst und jede Karte alle für das Workout notwendigen Informationen enthält, kannst du direkt mit dem Training starten.

Die Kartenvorderseite

Alle Karten sind fortlaufend nummeriert, sodass du immer den Überblick behältst und das gewünschte Workout schnell findest. Im oberen Bereich der Karte findest du den Titel des Workouts. Die Bezeichnung des Workouts gibt dir direkt Aufschluss über den Schwerpunkt des Trainings. Die Karten 1 bis 12 beinhalten Beweglichkeitsprogramme, die den ganzen Körper dehnen und mobilisieren. Die Karten 13 bis 21 widmen sich speziellen Körperpartien, die in Sachen Beweglichkeit von Zeit zu Zeit zu kurz kommen. Dies sind Workouts speziell für den Rücken, die Schultern, den Schulter-Nacken-Bereich und die Hüfte. Die Workouts 22 bis 30 sind in speziellen Alltags- und Lebenssituationen hilfreich. Diese Übungsreihen sind sowohl speziell für das Training am Arbeitsplatz konzipiert, aber auch sinnvoll, um abseits des Schreibtisches die Körperhaltung wieder aufzurichten. Dabei wirst du feststellen, dass das Training weit über »einfache« Dehnhaltungen hinausgeht und das eine oder andere Workout durchaus intensiv ist, sodass der Körper in Schwung kommt.

Damit sind wir auch schon bei der Intensität der Workouts angelangt. Damit du ein Workout mit der richtigen Intensität wählst, findest du auf jeder Karte rechts oben den Schwierigkeitsgrad. Die 1 bedeutet, dass das Workout für Anfänger und Einsteiger gut geeignet ist. Viele Übungen können bequem im Stehen oder auf einem Stuhl sitzend ausgeführt werden. Die 2 steht für einen mittleren Schwierigkeitsgrad. Die Übungen sind fortgeschritten, einige werden im Stütz auf der Matte ausgeführt. Intensität 3 bedeutet, dass das Workout für Geübte vorgesehen ist. Diese Einteilung ist eine Empfehlung. Vielleicht siehst du als Einsteiger eine Übung auf einer Karte der Intensität 2 und möchtest diese ausprobieren. Nimm die Herausforderung an! Dazu empfehle ich dir, die jeweilige Übungsbeschreibung in Kapitel 2 genau durchzulesen sowie zusätzlich das anleitende Video anzuschauen und beim Ausprobieren langsam vorzugehen. Es funktioniert aber auch andersherum: Die Workouts mit der Intensität 1 können genauso von Bewegungsprofis genutzt werden, um eine gute Grundlagenbeweglichkeit aufzubauen.

Ebenfalls auf einen Blick kannst du erkennen, wie viel Zeit du für eine Trainingseinheit einplanen solltest. Die Zeitangabe bezieht sich dabei auf die Durchführung der angegebenen Übungen mit kurzen Pausen zum Wechsel der Position.

Beim Beweglichkeitstraining benötigst du keine speziellen Trainingsgeräte. Da einige Übungen kniend oder liegend am Boden ausgeführt werden, empfehle ich, eine rutschfeste Trainingsmatte zu nutzen. So ist es für die Knie bequemer und das Training sicherer als beispielsweise auf einem glatten Boden. Bei der einen oder anderen Trainingseinheit benötigst du Hilfsmittel, die in jedem Haushalt zu finden sind. Einige Übungen werden sitzend ausgeführt. Dazu benötigst du einen Stuhl. Anstelle eines Stuhls kannst du jedoch genauso gut jeden anderen stabilen Gegenstand, der in etwa der Sitzhöhe eines Stuhls entspricht, wählen. Beim Training in der Natur kann das beispielsweise eine Parkbank sein. Für einige Schulterübungen wird ein Stab benötigt. Nutze hier einfach einen Besenstiel. Falls ein solcher nicht verfügbar ist, rolle ein Handtuch der Länge nach und halte es mit den Händen an beiden Enden auf Zug.

Jede Übung ist farbig bebildert und mit einem Übungsnamen versehen. Bei dynamischen Übungen kannst du den Bewegungsablauf durch mehrere Fotos gut nachvollziehen. Hier ist die Start- und Endposition abgebildet. Zusätzlich enthält jede Übung einen QR-Code, über den du die Übungsausführung als Video abrufen kannst. Bei den meisten Smartphones reicht es dabei aus, in der Fotofunktion die Kamera über den QR-Code zu halten, um das Video aufzurufen. Bei manchen Smartphones ist eine zusätzliche (kostenfreie) QR-Code-Scan-App notwendig. Die einzelnen Übungen sind darüber hinaus mit einer Nummer versehen. Diese Nummer gibt dir die Reihenfolge an, wie die Übungen nacheinander trainiert werden.

Die Kartenrückseite

Auf der Kartenrückseite ist der Trainingsplan mit allen Informationen zum Ablauf in Form einer Tabelle abgebildet. Hier findest du auch nochmals den Schwierigkeitsgrad, die Trainingsdauer und die Information, ob du zusätzliche Hilfsmittel benötigst und wenn ja, welche.

In der Tabelle findest du neben dem Übungsnamen alle Belastungsparameter, das heißt, mit wie vielen Wiederholungen und Sätzen die Übungen ausgeführt werden. Viele Sätze und mehr Wiederholungen machen das Training intensiver, weniger Sätze und Wiederholungen sanfter. Bei manchen Übungen ist eine Zeitangabe sinnvoller, dann wird statt der Wiederholungszahl eine Zeitspanne genannt, während der du die Bewegung ausführen sollst. Außerdem erkennst du, ob eine Übung dynamisch ausgeführt wird oder ob du eine Position statisch hältst.

Ausführung – statisch und dynamisch

Hier wird beschrieben, ob die Übung statisch gehalten oder in Bewegung ausgeführt wird. Die Bezeichnung »statisch« bedeutet, dass eine Position eingenommen und über mehrere Sekunden gehalten wird. Dabei findet keinerlei Bewegung statt. Nach der angegebenen Dauer kehrst du in die Ausgangsposition zurück und wiederholst die Übung gegebenenfalls auf der anderen Seite. Daher wird diese Übungsausführung auch als »statisch« bezeichnet und in der Regel bei den klassischen Dehnübungen eingesetzt.

Übungen im Bewegungsfluss

Eine Möglichkeit ist die dynamische Übungsausführung. Dabei wird eine Ausgangs- und Endposition beschrieben. Du startest in der Ausgangsposition, die Bewegung führt dich zur Endposition, anschließend kehrst du wieder in die Ausgangsposition zurück. So entsteht ein Bewegungsfluss. Dynamische Übungen sind also immer Bewegungsabläufe. Der Fokus liegt auf der Mobilisierung der Gelenke.

Haltepositionen

Während einer statischen Übung nimmst du eine einzelne Position ein und verharrst darin. Es entsteht kein Bewegungsfluss. Hier liegt der Fokus auf einer intensiven Dehnung der Muskeln und Sehnen. Bei den statischen Haltepositionen wie der Taube oder dem liegenden Knoten ist die Dauer der Belastung in Sekunden angegeben. Wenn es sich um Übungen handelt, die auf beiden Seiten ausgeführt werden, gilt die Angabe der Belastungszeit je Körperseite. Bei einigen wenigen dynamischen Übungen, wie beispielsweise der Nackenmobilisation im Liegen, wird die Belastungszeit ebenfalls in Sekunden angegeben, auch wenn die Übungsausführung dynamisch ist.

Wiederholungszahlen und Seitenwechsel

Bei allen Übungen, bei denen es sinnvoll ist, die Wiederholungen zu zählen, ist eine Wiederholungszahl im Trainingsplan angegeben. Das sind in der Regel die dynamisch ausgeführten Übungen. Auch hier gilt die Angabe jeweils für eine Körperseite. Beachte dabei, ob die Übung in einem ständigen Wechsel zwischen der rechten und linken Seite durchgeführt wird oder ob die dynamische Bewegungsausführung zunächst komplett auf der rechten Seite und anschließend auf der linken Seite stattfindet. Übungen wie die Schulteraußen- und -innenrotation werden beispielsweise in einem fließenden Wechsel zwischen beiden Seiten ausgeführt. Dabei steht die angegebene Wiederholungszahl für einen Bewegungszyklus, also einmal rechts und einmal links. Bei Übungen wie dem tiefen Ausfallschritt mit Rotation findest du in der Spalte »Seitenwechsel« ein x. Das bedeutet, dass die Übung zunächst dynamisch auf einer Seite mit der angegebenen Wiederholungszahl durchgeführt wird, also zum Beispiel zehnmal nach rechts drehen. Nach einem Wechsel auf die andere Seite drehst du dich zehnmal zur linken Seite.

Sätze und Satzpausen

In der Regel werden je Übung zwei Sätze empfohlen. Das bedeutet, dass nach der Durchführung der Übung eine kurze Pause eingelegt wird und dann die Übung mit der gleichen Dauer oder Wiederholungszahl wiederholt wird (zweiter Satz). Sollte das Zeitbudget für das ausgewählte Programm nicht ausreichen, reduzierst du die Satzzahl. Du führst also jede Übung nur einmal mit der vorgegebenen Wiederholungszahl aus und gehst dann zur nächsten Übung über, sodass du alle Übungen auf diese Weise – beispielsweise jeweils nur einen Satz – absolvierst.

Der Start ins Training

Auch wenn du für die Beweglichkeitsworkouts kein spezielles Aufwärmprogramm benötigst, ist ein kurzes Einstimmen auf die folgende Trainingseinheit sinnvoll, um deinen Körper vorzubereiten und die Konzentration nach innen zu richten. Vor allem die Mobilisationsübungen bringen den gesamten Körper in Bewegung, da ist es von Vorteil, wenn du deine Gelenke vorab schon ein wenig bewegt hast. Eine sinnvolle Vorbereitung wäre, dich vor Beginn mal zu rekeln und zu strecken, große Gelenke wie die Schultern und die Hüften zu kreisen oder zehnmal tief durchzuatmen und bei jedem Atemzug die Arme mit nach oben zu nehmen, um dich zu strecken.

Vielleicht kombinierst du das Beweglichkeitstraining auch mit anderen Workouts. Die Mobilisationsübungen bringen deinen Körper auf Betriebstemperatur für intensive Trainingseinheiten und bereiten deine Muskeln und Gelenke auf die bevorstehende Belastung vor. Im Anschluss an ein intensives Training sind die Dehnübungen geeignet, um die belasteten Körperpartien wieder zu entspannen.

Die korrekte Körperhaltung

Gleich zu Beginn liegt das Hauptaugenmerk auf der aufrechten Haltung, denn der Trainingserfolg steht und fällt mit der korrekten Ausführung. Beim Beweglichkeitstraining sind die richtige Ausgangsposition und die korrekte Übungsdurchführung entscheidend, um die gewünschten Körperpartien zu erreichen und von der vollen Effektivität der Übungen zu profitieren. Die Ausrichtung des Beckens und der Wirbelsäule spielt dabei eine ganz entscheidende Rolle. Wenn nicht anders in der Übungsausführung beschrieben, achte auf die folgenden Punkte:

- **Das Becken ist mittig ausgerichtet:** Eine Hohlkreuzposition sowie ein zu flacher Rücken werden damit vermieden. Die Wirbelsäule behält ihre natürliche S-Form und kann Druck und Schwerkraft optimal ausbalancieren.

- **Die Wirbelsäule ist aufrecht und gerade:** Behalte die natürliche S-Form der Wirbelsäule bei. Erinnere dich immer wieder daran, das Brustbein anzuheben und den Scheitel nach oben zu schieben.

- **Die Schultern bewegen sich stets von den Ohren weg:** Die Bewegung der Schulter nach oben erzeugt eine Muskelspannung im Nacken und in der oberen Schultermuskulatur – ein Bereich, der sowieso häufig stark verspannt ist. Achte vor allem bei Übungen, bei denen die Arme über Schulterhöhe angehoben werden, darauf, dass die Schultern unten bleiben.

- **Der Kopf befindet sich in Verlängerung zur Wirbelsäule:** Achte darauf, dass sich dein Kopf nicht nach vorn schiebt. Ziehe das Kinn etwas zum Brustbein heran und strecke den Nacken lang.

Regelmäßigkeit für langfristigen Erfolg

Um langfristig beweglicher zu werden und die Körperhaltung zu verbessern, sollten die Workouts regelmäßig drei- bis fünfmal pro Woche in den Alltag integriert werden. Dabei gilt: Regelmäßigkeit vor Intensität. Absolviere lieber mehrere kurze Einheiten als gar keine oder wähle lieber ein Workout mit geringerer Intensität, als keines zu absolvieren. Mit den 30 Workouts in dieser Box steht dir eine abwechslungsreiche und vielfältige Auswahl im handlichen Format zur Verfügung.

Negative Einflüsse reduzieren

Das regelmäßige Training mit den 30-Workouts-Karten wird deine Beweglichkeit positiv beeinflussen. Du kannst jedoch auch im Alltag etwas für deine Beweglichkeit tun. Die einfachste Strategie liegt auf der Hand: Sorge für möglichst viel Bewegung im Alltag! Nimm die Treppe statt Rolltreppe oder Aufzug, arbeite an einem Stehschreibtisch, statt nur zu sitzen, steig aufs Fahrrad statt ins Auto. Manchmal sind es schon kleine Veränderungen, die deinen Körper nachhaltig in Bewegung halten. Psychische Faktoren wie Angst und Ärger, aber auch Stress, beispielsweise durch Zeitdruck, können negativen Einfluss auf die Beweglichkeit haben. Negative Emotionen können die muskuläre Spannung erhöhen und das Körperbild beeinflussen. Wir machen uns unbewusst klein und ziehen uns sprichwörtlich zurück, was Einfluss auf die gesamte Körperhaltung hat.

2

Die Übungen

Dehnübungen

Seitliches Strecken

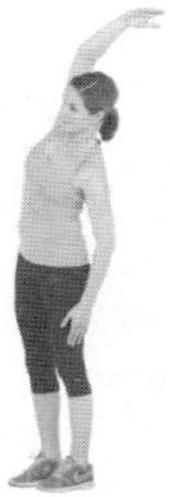

Im aufrechten, hüftbreiten Stand beginnen. Die Wirbelsäule aufrichten und das Gewicht auf beiden Füßen gleichmäßig stabil verteilen. Den rechten Arm über die Seite nach oben führen und den Oberkörper zur linken Seite neigen. Die komplette rechte Körperaußenseite aufspannen. Der ganze Körper bleibt gerade nach vorn ausgerichtet.

Handgelenkdehnung

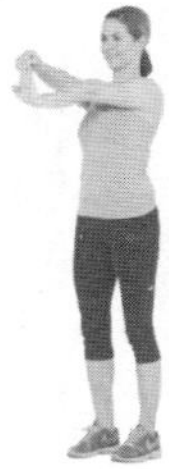

Im aufrechten Stand einen Arm nach vorn ausstrecken. Die Handfläche zeigt nach vorn. Mit der anderen Hand die Fingerspitzen nach oben und zum Körper herandrücken, sodass eine Dehnung auf der Handinnenfläche zu spüren ist.

Tipp: Die Fingerspitzen nach unten klappen und mit der anderen Hand nach unten und wieder Richtung Körper drücken, sodass der Handrücken nach vorn zeigt. So wird die gesamte Unterarmmuskulatur gedehnt.

Brustmuskeldehnung

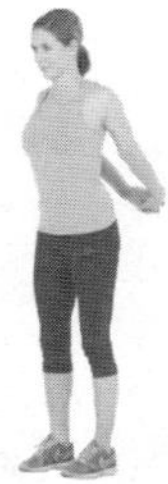

Im aufrechten, hüftbreiten Stand die Hände hinter dem Rücken greifen. Die Finger ineinander verzahnen. Die Schulterblätter aktiv nach hinten und unten zusammenziehen. Die Arme nach hinten strecken, dann weg vom Körper nach oben ziehen. Das Brustbein dabei nach vorn oben anheben. Die Schulterblätter weiterhin hinten zusammenziehen. Das Gesäß leicht anspannen, um das Becken in einer stabilen Position zu halten. Im Brustmuskel und auf der Arminnenseite ist eine Dehnung zu spüren.

Nackenmuskeldehnung

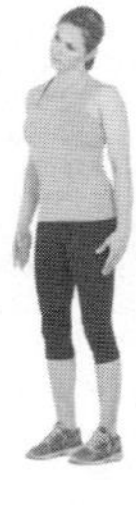

Einen aufrechten, hüftbreiten Stand einnehmen. Die Arme befinden sich seitlich am Körper. Den Kopf zur linken Seite neigen. Das linke Ohr zieht dabei in Richtung Schulter. Die Fingerspitzen der rechten Hand bewusst nach unten schieben.

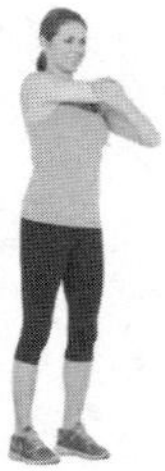

Dehnung der Schulteraußenseite

Im aufrechten, schulterbreiten Stand den rechten Arm auf Schulterhöhe anheben und nach links strecken. Mit der linken Hand die Außenseite des Oberarms greifen. Sanft den rechten Arm weiter nach links ziehen, bis eine deutliche Dehnung auf der rechten Schulteraußenseite zu spüren ist. Beide Schultern bewegen sich dabei von den Ohren weg.

Dehnung der Schulteraußenseite aus dem Vierfüßlerstand

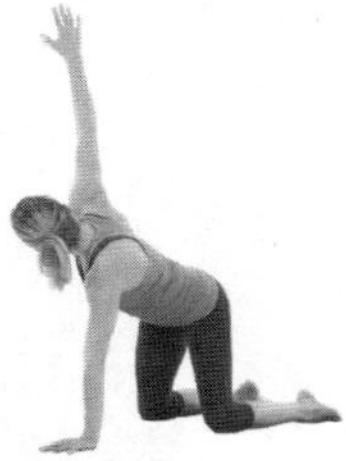

1

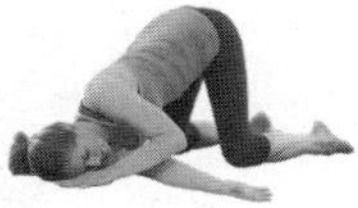

2

1. Einen Vierfüßlerstand einnehmen. Die Hände unter den Schultern platzieren. Die Knie sind hüftbreit geöffnet. Die Wirbelsäule ist gestreckt und stabil. Den Blick nach unten auf den Boden richten. Die rechte Hand lösen und mit dem Oberkörper weit nach rechts oben aufdrehen, bis die rechte Schulter möglichst direkt über der linken Schulter steht. Beide Arme sind gestreckt. Der rechten Hand mit dem Blick nach oben folgen.

2. Den rechten Arm unter dem linken Arm durchschieben, bis die rechte Schulter auf dem Boden aufliegt. Dabei beugt sich der stützende linke Arm. Den Kopf ablegen.

Variante: In der tiefen Position optional den linken Arm lang nach vorn strecken. Dadurch kann die Rotation im Oberkörper noch etwas intensiviert werden.

Brustmuskeldehnung aus dem Vierfüßlerstand

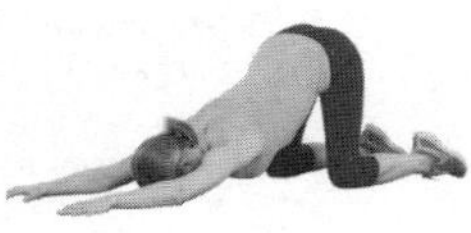

Einen Vierfüßlerstand einnehmen. Die Hände unter den Schultern platzieren. Die Knie sind hüftbreit geöffnet. Die Wirbelsäule ist gestreckt und stabil. Den Blick nach unten auf den Boden richten. Das Gesäß nach hinten und oben schieben. Gleichzeitig die Arme lang nach vorn strecken und den Brustkorb nach unten absenken. Die Stirn ablegen.

Tipp: Ein Kissen unter die Stirn legen, wenn die Stirn den Boden nicht berührt.

Dehnung der Körpervorderseite

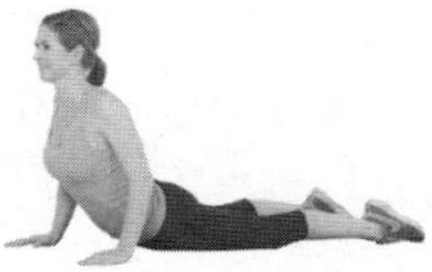

In der Bauchlage beginnen. Die Beine sind lang und entspannt ausgestreckt, sodass die Fußspitzen nach innen zeigen und der Fußrücken aufliegt. Die Hände seitlich auf Schulterhöhe aufstellen. Die Ellbogen zum Körper ziehen. Mit den Armen vom Boden wegdrücken, bis die Arme gestreckt sind und der Oberkörper sich anhebt. Das Brustbein nach vorn und oben schieben. Die Schultern von den Ohren wegbewegen.

Tiefer Ausfallschritt

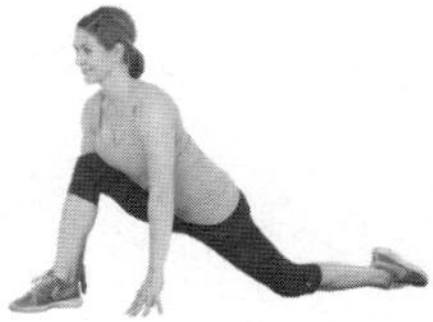

Im knienden Ausfallschritt beginnen. Das hintere Knie befindet sich unterhalb der Hüfte. Die Wirbelsäule ist aufrecht. Das vordere Knie darf sich bis über die Fußspitzen hinaus nach vorn schieben. Die Hüfte bewegt sich dabei vor das stützende Knie.

Hinweis: Die Dehnung auf der Oberschenkelvorderseite des zurückgelegten Beins ist spürbar und wird noch deutlicher, wenn die Gesäßmuskulatur aktiviert und der Oberkörper nach vorn aufgerichtet wird.

Tiefe Hocke

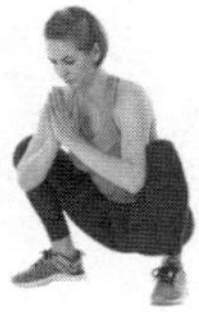

Im aufrechten Stand die Füße etwas weiter als schulterbreit öffnen und um etwa 45 Grad nach außen drehen. Die Knie beugen und das Gesäß in Richtung Boden absenken, die Knie schieben dabei nach außen. Die Ellbogen an die Innenseite der Knie bringen. Die Handflächen vor dem Brustbein zusammenführen und mit leichtem Druck von den Armen gegen die Beine die Knie nach außen öffnen. Den Oberkörper dabei aufrichten. Den Blick geradeaus nach vorn richten.

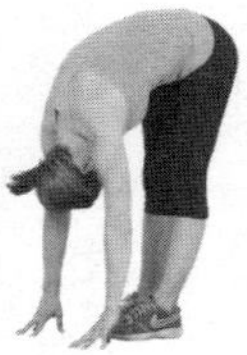

Stehende Vorbeuge

Einen aufrechten, hüftbreiten Stand einnehmen. Das Gewicht auf den gesamten Fußsohlen verteilen. Die Wirbelsäule lang machen. Das Kinn zum Brustbein ziehen und den Oberkörper Wirbel für Wirbel langsam nach unten abrollen, bis die Fingerspitzen oder die gesamte Hand an den Fußspitzen ankommen. Die Beine bleiben, wenn möglich, gestreckt, um eine intensive Dehnung auf der gesamten Körperrückseite zu spüren. Den Nacken entspannen.

Hinweis: Für eine noch intensivere Dehnung die Füße schließen.

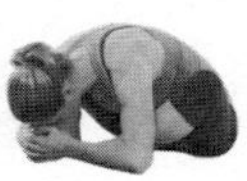

Schmetterlingssitz mit Vorbeuge

Im aufrechten Sitz beginnen. Die Füße vorn aneinanderlegen und mit beiden Händen greifen. Die Wirbelsäule bewusst aufrichten. Die Hüften entspannen, damit die Knie nach außen und unten fallen. Den Oberkörper aus der Hüfte nach vorn neigen. Die Schultern bleiben entspannt. Den Kopf locker vornüber nach unten sinken lassen. Sanft mit den Händen an den Füßen nach vorn ziehen.

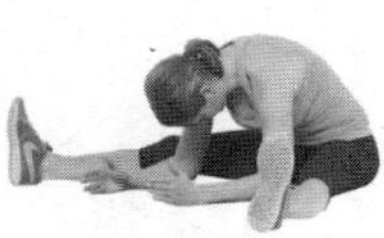

Grätsche mit Vorbeuge

In einen aufrechten Sitz kommen und die Beine gestreckt nach außen öffnen. Mit gestrecktem Oberkörper aus der Hüfte nach vorn neigen. Die Hände oder Unterarme vorn auf dem Boden absetzen und den gesamten Oberkörper in Richtung Boden absenken. Der Nacken bleibt entspannt.

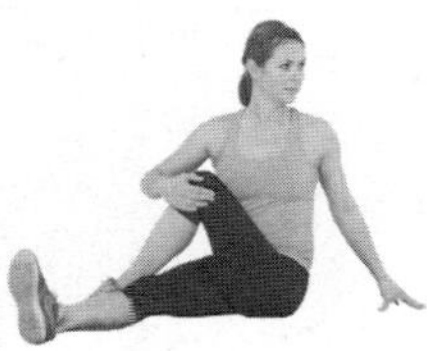

Sitzende Drehung

Im aufrechten Sitz das rechte Bein nach vorn strecken. Das linke Bein über das rechte kreuzen, sodass der Fuß auf Höhe des rechten Knies steht. Das linke Bein mit der rechten Hand umfassen. Die Wirbelsäule aufrichten und dabei den Oberkörper zur linken Seite drehen. Den Blick über die linke Schulter richten.

Stehende Dehnung der Beinrückseite

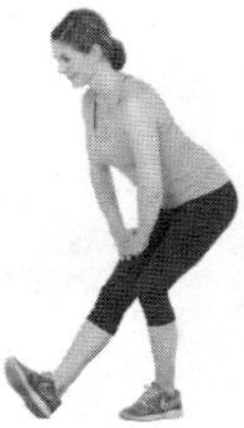

In hüftbreiter Schrittstellung beginnen. Das Gewicht auf ein Bein verlagern und das Knie dieses Beins beugen. Das Gesäß dabei nach hinten schieben. Gleichzeitig das andere Bein gestreckt halten, die Ferse aufsetzen und die Fußspitze in Richtung Schienbein ziehen. Mit dem Oberkörper nach vorn neigen und mit den Händen auf dem Oberschenkel des Standbeins abstützen. Die Wirbelsäule bleibt gestreckt.

Dehnung der Beinrückseite in der Rückenlage

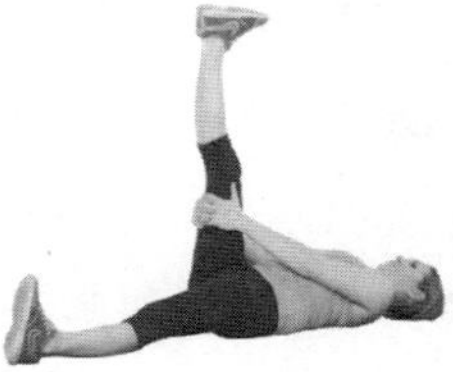

In der Rückenlage beginnen. Das linke Bein lang gestreckt auf dem Boden ablegen. Das rechte Bein anwinkeln und zum Oberkörper heranziehen. Das rechte Bein nach oben strecken. Die Ferse nach oben zur Decke schieben. Die Dehnung in der Beinrückseite wird spürbar. Das nach oben gestreckte Bein sanft zum Oberkörper heranziehen.

Liegende Gesäßdehnung

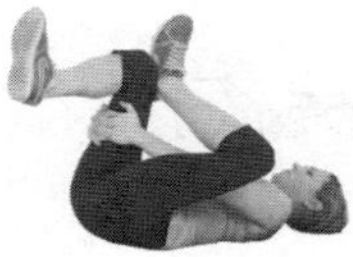

In der Rückenlage beginnen. Die Füße zum Gesäß heranstellen. Die Schultern und den Kopf auf dem Boden ablegen. Den linken Fuß mit der Außenseite auf den rechten Oberschenkel auflegen, sodass das linke Knie nach außen zeigt. Mit beiden Händen den rechten Oberschenkel greifen und zum Oberkörper heranziehen. Kopf und Schultern bleiben entspannt auf der Matte liegen. Die Dehnung ist in der linken Gesäßseite zu spüren. Das rechte Bein etwas nach rechts ziehen, um die Dehnung zu intensivieren.

Taube

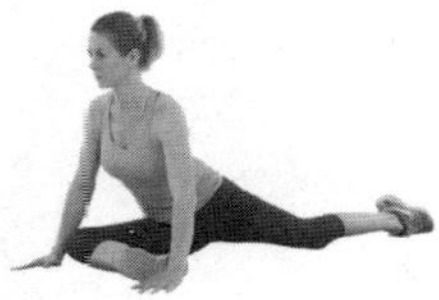

1

1. Im aufrechten Sitzen beginnen. Das rechte Bein vor dem Körper platzieren, sodass im Kniegelenk etwa ein 90-Grad-Winkel entsteht und die Oberschenkelaußenseite auf dem Boden aufliegt. Das linke Bein nach hinten strecken. Der Fußrücken liegt flach auf dem Boden und die Fußspitze zeigt nach innen.

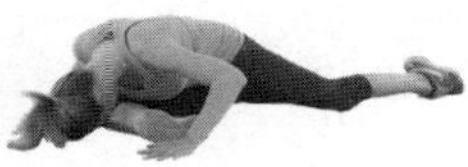

2

2. Den Oberkörper über das vordere Bein ablegen. Auf den Händen oder Unterarmen abstützen und den Kopf entspannt ablegen. Die Dehnung ist auf der rechten Gesäßseite zu spüren.

Tipp: Je größer der Winkel im vorderen angewinkelten Knie, desto intensiver ist die Dehnung im Gesäß zu spüren. Bei Knieproblemen den Winkel klein halten.

Hüftdehnung aus dem Hürdensitz

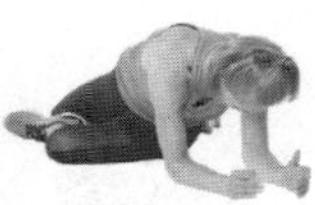

Im Hürdensitz beginnen. Dazu das linke Bein vor dem Körper platzieren, sodass im Kniegelenk etwa ein 90-Grad-Winkel entsteht und die Oberschenkelaußenseite auf dem Boden aufliegt. Das rechte Bein seitlich des Körpers platzieren. Auch hier das Knie um 90 Grad anwinkeln. Den Oberkörper aufrichten, nach links drehen und absenken. Mit den Händen oder Unterarmen auf dem Boden ablegen. Die Wirbelsäule dabei gestreckt halten.

Liegende Rotation

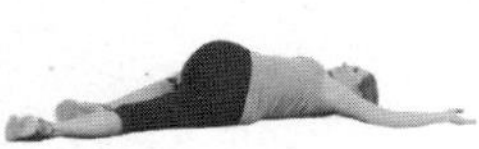

In der Rückenlage mit gestreckten Beinen beginnen. Das linke Bein anwinkeln, mit der rechten Hand das Knie greifen und zum Oberkörper heranziehen. Den linken Arm auf Schulterhöhe zur Seite strecken und ablegen. Beide Schulterblätter berühren den Boden. Das linke Bein zur rechten Seite ziehen. Dabei dreht die gesamte Hüfte nach rechts mit, bis das Bein den Boden berührt.

Tipp: Beide Schulterblätter sollten auf dem Boden liegen bleiben. Ein Kissen oder Ähnliches unter dem linken Knie platzieren, wenn es nicht abgelegt werden kann.

Liegender Knoten

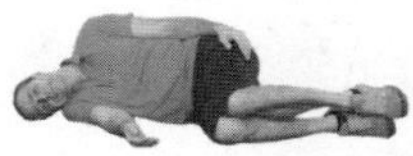

1

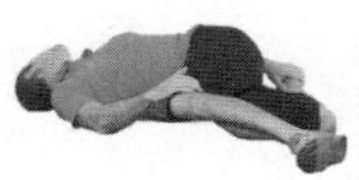

2

1. In der Seitenlage beginnen. Die Knie sind angewinkelt und liegen übereinander.

2. Mit der unteren Hand das obere Bein an der Außenseite des Knies umfassen. Das obere Bein sanft in Richtung Boden schieben. Mit der oberen Hand den Fuß des unteren Beins am Fußrücken fassen. Die Ferse in Richtung Gesäß ziehen. Dabei bewegt sich das untere Bein ein wenig nach hinten. Den Oberkörper zur Gegenseite drehen und beide Schulterblätter sinken lassen, bis sie den Boden berühren. Sollte das noch nicht möglich sein, darf sich das obere Bein vom Boden lösen.

Sprunggelenkdehnung

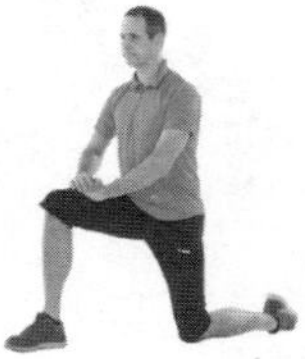

1

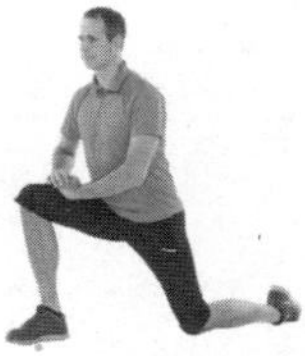

2

1. Im Kniestand beginnen. Das vordere Knie steht senkrecht über dem vorderen Fuß. Beide Hände auf dem vorderen Oberschenkel abstützen. Die Wirbelsäule aufrichten.

2. Mit dem vorderen Knie weiter nach vorn schieben, sodass sich der Winkel in Sprunggelenk und Knie verkleinert.

Mobilisations- und Dehnübungen auf dem Stuhl

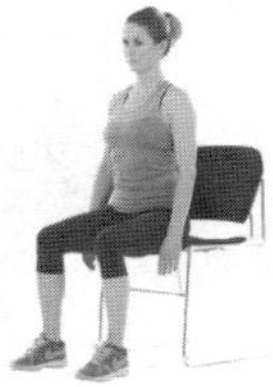

1

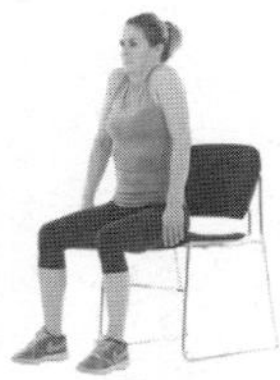

2

Schulterheben

1. Im aufrechten Sitz beginnen. Beim Sitz auf einem Hocker die Beine weiter als hüftbreit öffnen. Beim Sitz auf einem Stuhl an die vordere Stuhlkante setzen und die Füße schulterbreit aufstellen. Das Becken aufrichten. Die Wirbelsäule in die Länge strecken. Das Brustbein nach vorn oben heben und die Schulterblätter sanft nach hinten unten bewegen. Den Kopf mittig ausbalancieren.

2. Beide Schultern hochziehen und wieder absenken. Die Arme befinden sich dabei weiterhin locker neben dem Körper.

Tipp: Sollte kein Stuhl zur Verfügung stehen, lässt sich diese Übung ebenfalls im aufrechten Stand ausführen.

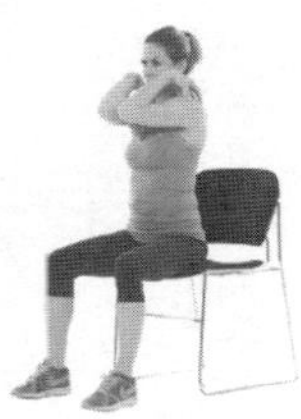

1

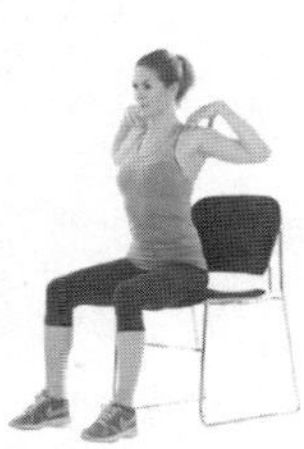

2

Schulteröffnen

1. Im aufrechten Sitz beginnen. Beim Sitz auf einem Hocker die Beine weiter als hüftbreit öffnen. Beim Sitz auf einem Stuhl an die vordere Stuhlkante setzen und die Füße schulterbreit aufstellen. Das Becken aufrichten. Die Wirbelsäule in die Länge strecken. Die Fingerspitzen auf die Schultern legen und die Ellbogen auf Schulterhöhe vor dem Körper zueinander führen.

2. Die Arme nach außen öffnen, sodass die Ellbogen zur Seite zeigen. Das Brustbein dabei bewusst nach vorn und oben anheben. In die Ausgangsposition zurückkehren und wiederholen.

Tipp: Sollte kein Stuhl zur Verfügung stehen, lässt sich diese Übung ebenfalls im aufrechten Stand ausführen.

Nackenmobilisation

1. Im aufrechten Sitz beginnen. Beim Sitz auf einem Hocker die Beine weiter als hüftbreit öffnen. Beim Sitz auf einem Stuhl an die vordere Stuhlkante setzen und die Füße schulterbreit aufstellen. Das Becken aufrichten. Die Wirbelsäule in die Länge strecken. Beide Hände auf das Brustbein legen. Den Kopf nach vorn schieben. Die Wirbelsäule bleibt aufrecht. Der Kiefer ist entspannt.

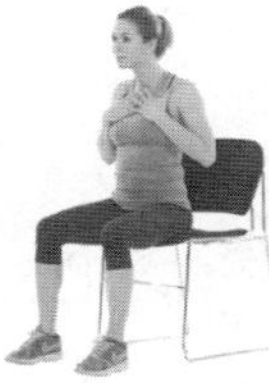

1

2. Mit dem Hinterkopf nach hinten und oben schieben. Dabei das Kinn zum Brustbein ziehen und ein Doppelkinn machen. In die Ausgangsposition zurückkehren und wiederholen.

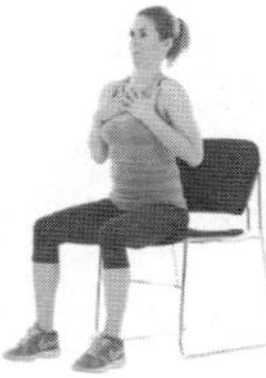

2

Tipp: Sollte kein Stuhl zur Verfügung stehen, lässt sich diese Übung ebenfalls im aufrechten Stand ausführen.

Oberkörperrotation im Sitzen

1. Im aufrechten Sitz beginnen. Beim Sitz auf einem Hocker die Beine weiter als hüftbreit öffnen. Beim Sitz auf einem Stuhl an die vordere Stuhlkante setzen und die Füße schulterbreit aufstellen. Das Becken aufrichten. Die Wirbelsäule in die Länge strecken. Die Arme anwinkeln und an den Kopf führen, die Fingerspitzen berühren den Hinterkopf. Die Ellbogen zeigen nach außen.

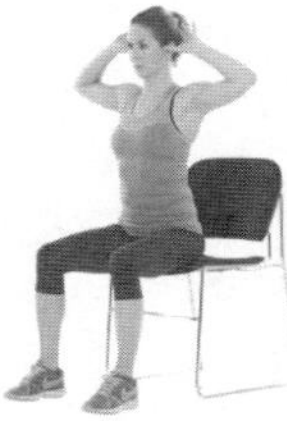

1

2. Den Oberkörper so weit wie möglich nach links rotieren. Die Wirbelsäule aufrecht halten und die Schultern entspannen. Anschließend über die Mitte zur anderen Seite drehen.

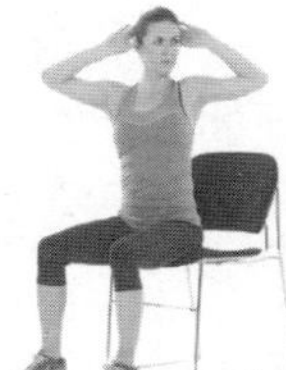

2

Rückendehnung mit Stuhl

Mit hüftbreit geöffneten Füßen aufrecht hinter einen Stuhl stellen. Mit beiden Händen locker auf der Rückenlehne abstützen. Mit beiden Füßen einen großen Schritt nach hinten steigen. Den Oberkörper nach vorn beugen und das Gesäß nach hinten schieben. Oberkörper und Arme befinden sich in einer Linie etwa parallel zum Boden. Die Knie leicht beugen und bewusst das Gesäß nach hinten und oben schieben.

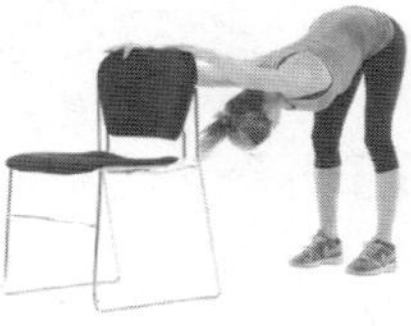

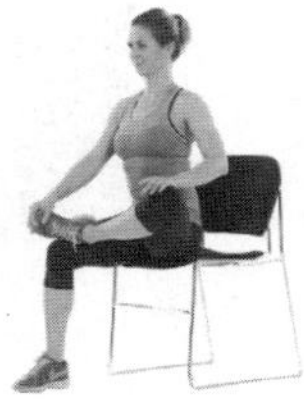

Hüftöffnen im Sitzen

Im aufrechten Sitz beginnen. Beim Sitz auf einem Hocker die Beine weiter als hüftbreit öffnen. Beim Sitz auf einem Stuhl an die vordere Stuhlkante setzen und die Füße schulterbreit aufstellen. Das Becken aufrichten. Die Wirbelsäule in die Länge strecken. Den linken Fuß vom Boden lösen und mit der Fußaußenseite auf den rechten Oberschenkel legen. Das linke Knie zeigt nach außen. Die Wirbelsäule bewusst aufrichten und mit der linken Hand sanft das linke Knie in Richtung Boden schieben.

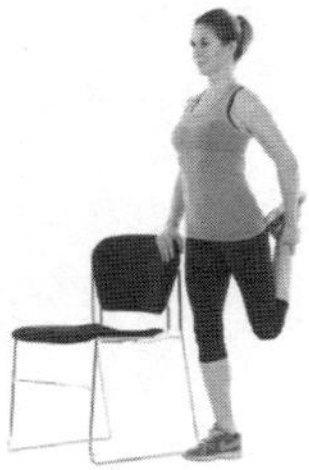

Dehnung der Oberschenkelvorderseite

Mit hüftbreit geöffneten Füßen aufrecht neben einen Stuhl stellen, sodass der Stuhl auf der rechten Körperseite ist. Mit der rechten Hand die Stuhllehne umfassen. Den linken Fuß vom Boden lösen, mit der linken Hand den Fußrücken greifen und die Ferse zum Gesäß ziehen. Die Wirbelsäule aufrecht halten. Das linke Knie zeigt in Richtung Boden.

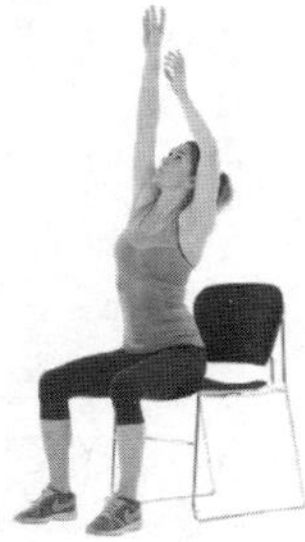

1

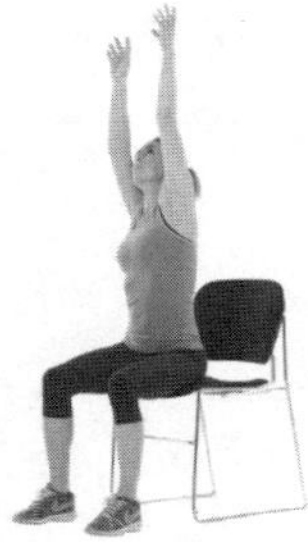

2

Rekeln im Sitzen

1. Im aufrechten Sitz beginnen. Beim Sitz auf einem Hocker die Beine weiter als hüftbreit öffnen. Beim Sitz auf einem Stuhl an die vordere Stuhlkante setzen und die Füße schulterbreit aufstellen. Das Becken aufrichten. Die Wirbelsäule in die Länge strecken. Die Arme anheben. Den rechten Arm so weit wie möglich nach oben strecken, um die gesamte rechte Seite zu dehnen.

2. Den linken Arm nach oben strecken. Die Dehnung in der linken Körperseite wahrnehmen. Im fließenden Wechsel rechts und links aufspannen.

Mobilisationsübungen

Nackenmobilisation in der Rückenlage

In Rückenlage beginnen. Die Fersen zum Gesäß heranstellen und die Arme seitlich am Körper ablegen. Den Hinterkopf lang machen und den Scheitel weiter nach oben schieben. Mit der Nasenspitze immer wieder eine liegende Acht in die Luft malen. Kopf und Nacken bewegen sich sanft mit.

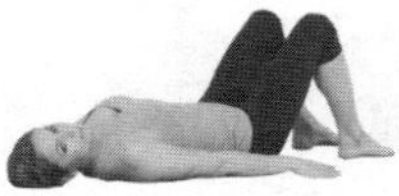

Schultermobilisation mit Stab vor dem Körper

1. Im aufrechten, hüftbreiten Stand einen Stab mit beiden Händen greifen und mit gestreckten Armen auf Schulterhöhe vor dem Körper halten. Eine Handfläche zeigt nach oben, die andere nach unten. Die Hände sind etwa schulterbreit geöffnet.

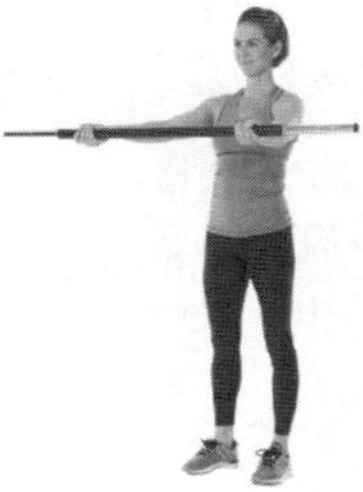

1

2. Den Stab drehen, bis die nach oben gerichtete Handfläche nach unten zeigt und die nach unten gerichtete nach oben. Dabei kreuzen sich die Arme. Während der ganzen Zeit auf eine aufrechte und stabile Körperhaltung achten. Die Schultern bleiben unten, weg von den Ohren. In die Ausgangsposition zurückkehren und die Übung zur anderen Seite hin wiederholen.

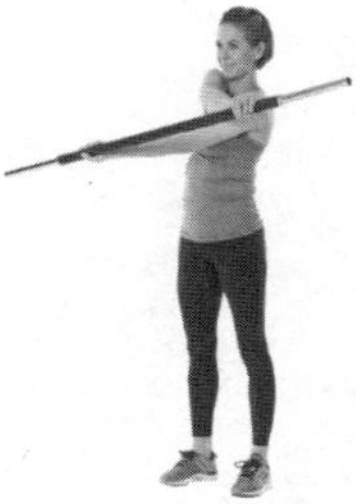

2

Tipp: Für eine intensivere Mobilisation den Stab breiter fassen.

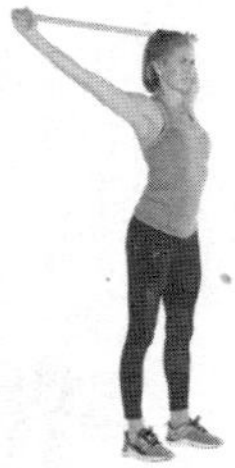

1

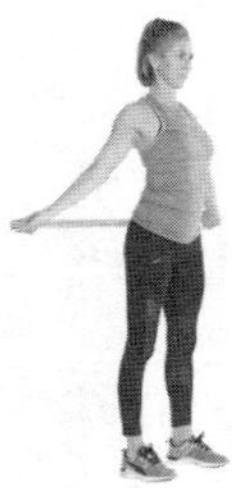

2

Schultermobilisation mit Stab hinter dem Körper

1. Im aufrechten, hüftbreiten Stand einen Stab mit beiden Händen weiter als schulterbreit umfassen. Die Handflächen zeigen nach unten. Die Schultern bewusst weg von den Ohren nach unten ziehen und den Stab mit gestreckten Armen vor dem Körper anheben und über den Kopf nach hinten führen.

2. Die Arme absenken, ohne die Hände vom Stab zu lösen. Die Körperhaltung bleibt dabei aufrecht und stabil. Der Kopf und die Schultern bewegen sich nicht mit. In die Ausgangsposition zurückkehren und die Übung wiederholen.

Tipp: Für eine intensivere Mobilisation den Stab enger fassen. Für eine leichtere Ausführung den Stab weiter fassen.

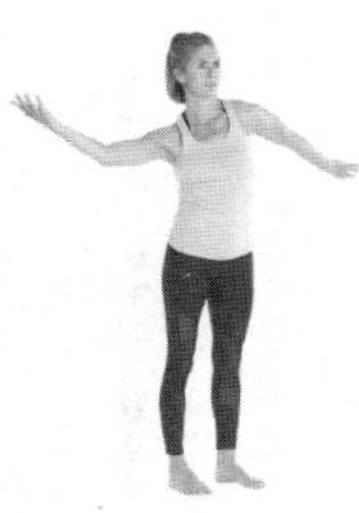

Schulteraußen- und -innenrotation

Im hüftbreiten, aufrechten Stand die Arme seitlich auf Schulterhöhe anheben. Einen Arm aus dem Schultergelenk nach innen drehen, sodass die Handfläche nach hinten zeigt. Den anderen Arm aus dem Schultergelenk nach außen drehen, sodass die Handfläche nach oben zeigt. Die Arme jeweils in die andere Richtung drehen und fließend von einer Seite zur anderen wechseln.

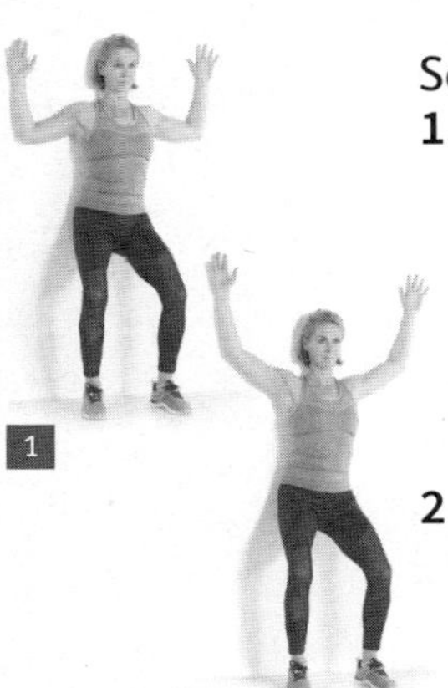

1

2

Schulteröffnen an der Wand

1. Im hüftbreiten Stand mit gebeugten Knien an eine Wand lehnen, sodass der Hinterkopf, die Schulterblätter und der untere Rücken Kontakt zur Wand haben. Die Arme in einer W-Position anheben. Die Ellbogen befinden sich etwa auf Schulterhöhe, die Handrücken und Ellbogen berühren die Wand.

2. Die Arme nach oben strecken. Dabei alle Kontaktpunkte zur Wand beibehalten. In die Ausgangsposition zurückkehren und die Übung wiederholen.

Wirbelsäulenmobilisation im Vierfüßlerstand

1. Im Vierfüßlerstand die Hände direkt unter den Schultern platzieren. Die Knie sind hüftbreit geöffnet. Die Wirbelsäule ist gestreckt und stabil. Den Blick nach unten auf den Boden richten. Den Rücken nach oben runden. Das Kinn zum Brustbein heranziehen. Die Hände kräftig in den Boden schieben. Den Bauchnabel weit nach oben ziehen. Das Becken einrollen, sodass die Sitzbeinhöcker zum Boden zeigen.

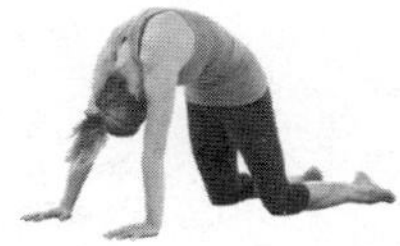

1

2. Die Wirbelsäule in ein sanftes Hohlkreuz strecken. Den Blick nach vorn oben richten. Die Schulterblätter hinten aktiv zusammenziehen, um das Brustbein nach vorn oben anzuheben. Der Bauchnabel sinkt nach unten in Richtung Boden. Das Becken nach vorn kippen, sodass die Sitzbeinhöcker nach oben zeigen. In die Ausgangsposition zurückkehren und die Übung wiederholen.

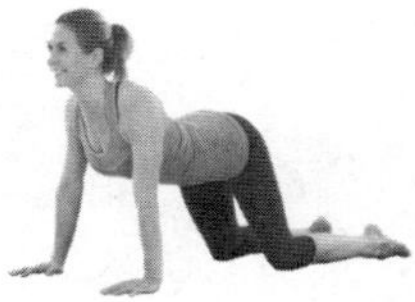

2

Rotation aus dem Vierfüßlerstand

1. Im Vierfüßlerstand die Hände direkt unter den Schultern platzieren. Die Wirbelsäule ist gestreckt und stabil. Den Blick nach unten auf den Boden richten. Das rechte Bein zur Seite strecken und den Fuß aufstellen.

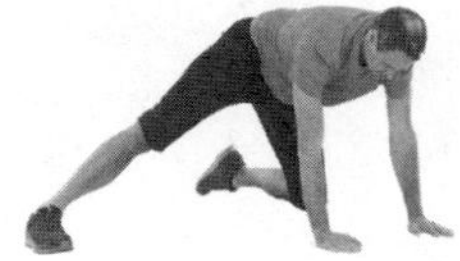

1

2. Die rechte Hand vom Boden lösen und den rechten Arm unter dem Brustkorb nach links schieben.

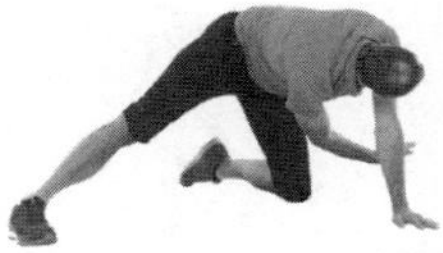

2

3. In einer fließenden Bewegung mit dem rechten Arm zurückkommen und den Arm weiter nach rechts oben führen. Dabei dreht sich der Oberkörper mit und der Brustkorb öffnet sich, bis sich die rechte Schulter über der linken Schulter befindet. Der Blick folgt der Hand. In die Ausgangsposition zurückkehren und die Übung in einer fließenden Bewegung wiederholen.

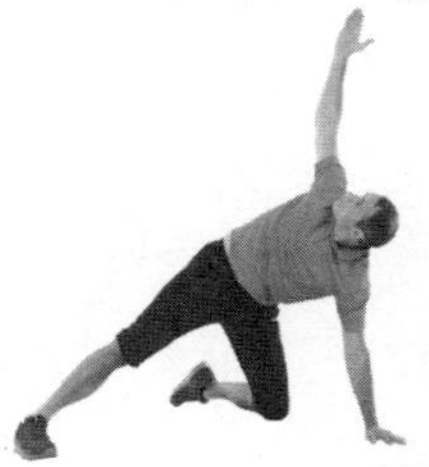

3

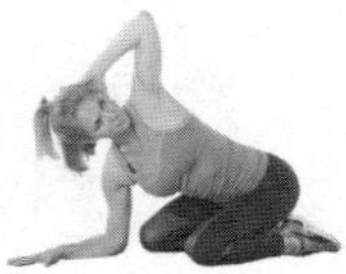

Rotation aus dem Fersensitz

Im Fersensitz beginnen. Den Oberkörper nach vorn lehnen und auf beiden Unterarmen abstützen. Die Wirbelsäule in die Länge strecken. Den linken Unterarm vom Boden lösen und mit den Fingerspitzen der linken Hand den Hinterkopf berühren. Der linke Ellbogen zeigt nach außen. Mit dem linken Ellbogen nach oben ziehen, sodass sich der gesamte Oberkörper nach links dreht und der Brustkorb öffnet. Das Gesäß behält den Kontakt zu den Fersen. In die Ausgangsposition zurückkehren und die Übung wiederholen.

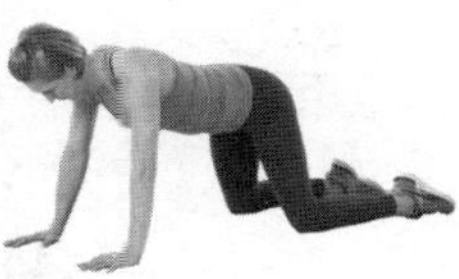

1

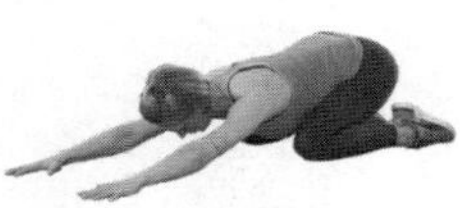

2

Schaukeln im Vierfüßlerstand

1. Im Vierfüßlerstand die Hände direkt unter den Schultern platzieren. Die Knie etwas mehr als schulterbreit öffnen. Die Wirbelsäule ist gestreckt und stabil. Den Blick nach unten auf den Boden richten. Die Fußrücken hinten ablegen.

2. Das Gesäß nach hinten auf die Fersen schieben. Die Arme bleiben gestreckt und das Brustbein sinkt in Richtung Boden. In die Ausgangsposition zurückkehren und die Übung wiederholen.

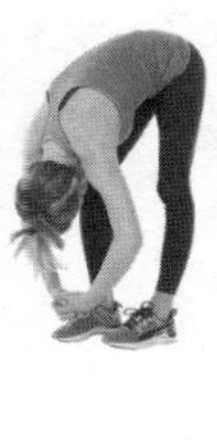

Knie beugen und strecken in der Vorbeuge

Im Stehen die Füße hüftbreit aufstellen und beide Knie beugen. Den Oberkörper langsam nach vorn in die Vorbeuge abrollen, bis die Hände den Boden oder die Fußspitzen berühren. Im dynamischen Wechsel die Knie beugen und strecken, sodass die Dehnung der Beinrückseite im Wechsel zu spüren ist. Kopf und Schultern dabei entspannt hängen lassen.

Herabschauender Hund aus dem Vierfüßlerstand

1. Im Vierfüßlerstand die Hände direkt unter den Schultern platzieren. Die Füße und Knie sind hüftbreit geöffnet. Die Wirbelsäule ist gestreckt und stabil. Den Blick nach unten auf den Boden richten. Die Fußspitzen hinten aufstellen.

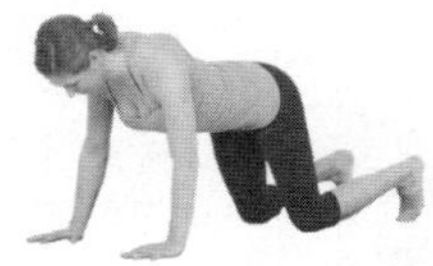

1

2. Die Knie vom Boden lösen und das Gesäß weit nach hinten und oben anheben, sodass Oberkörper und Beine ein umgedrehtes V bilden. Die Fersen schieben nach unten und außen. Die Beine strecken und die Sitzbeinhöcker nach oben und außen schieben. Den Rücken lang strecken und das Brustbein in Richtung Knie schieben. Den Nacken entspannen. In die Ausgangsposition zurückkehren und die Übung wiederholen.

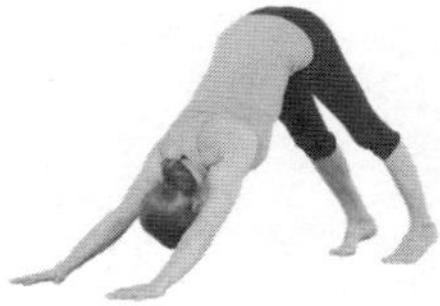

2

Sitzende Vorbeuge mit Rotation

1. Im aufrechten Sitz beginnen. Die Beine hüftbreit nach vorn strecken. Die Fußspitzen in Richtung Schienbeine ziehen. Die Wirbelsäule bewusst aufrichten.

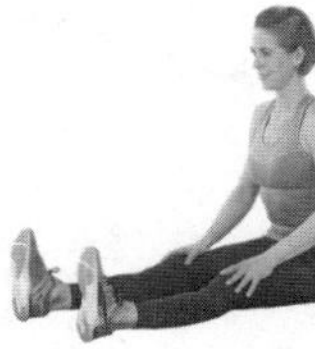

1

2. Die Arme zur Seite strecken. Mit dem Oberkörper zur linken Seite drehen. Den Oberkörper dabei so weit nach vorn neigen, dass die Fingerspitzen der rechten Hand zum rechten kleinen Zeh ziehen. Der linke Arm zieht nach hinten. Die Arme sind weit aufgespannt. Die Beine und das Becken bleiben stabil. Über die Ausgangsposition zur anderen Seite wechseln.

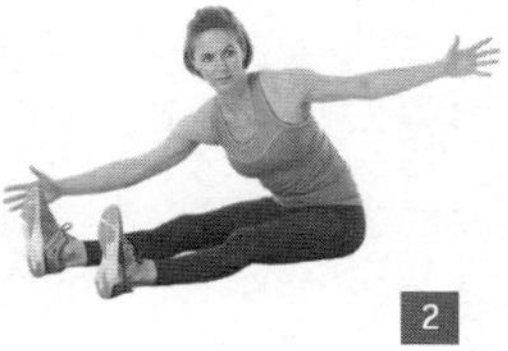

2

Brustwirbelsäulenmobilisation in der Bauchlage

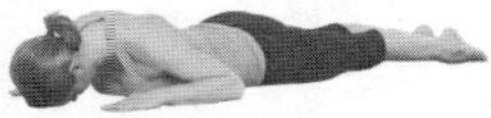
1

1. In der Bauchlage beginnen. Die Stirn ablegen. Die Hände seitlich auf Schulterhöhe und beide Unterarme auf dem Boden ablegen. Die Fußrücken liegen flach auf dem Boden, die Fußspitzen zeigen nach innen.

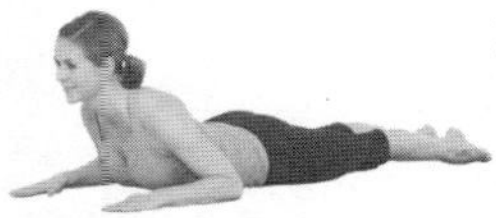
2

2. Den Oberkörper nach vorn oben aufrichten, dabei mit den Unterarmen gefühlt den Boden nach hinten wegschieben. Das Brustbein richtet sich dabei noch mehr auf. Den Blick nach vorn richten. In die Ausgangsposition zurückkehren und die Übung wiederholen.

Liegende Rotation aus der Bauchlage

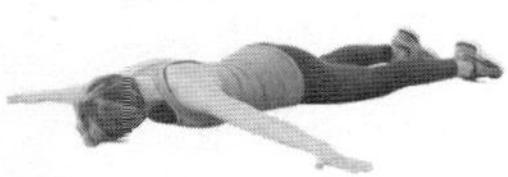
1

1. In der Bauchlage beginnen. Die Stirn ablegen. Die Arme auf Schulterhöhe zur Seite mit den Handflächen nach unten ablegen. Die Fußrücken flach auf den Boden legen, sodass die Fußspitzen nach innen zeigen.

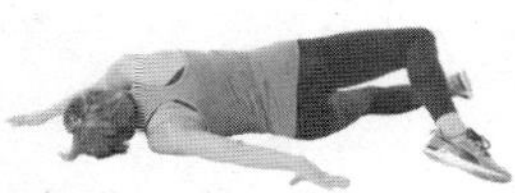
2

2. Das rechte Bein vom Boden lösen, anwinkeln und über das linke Bein führen, bis die Fußspitze den Boden links neben dem Körper berührt. Der rechte Hüftknochen sowie der Oberkörper lösen sich dabei vom Boden, während beide Hände den Kontakt zum Boden beibehalten. Über die Ausgangsposition zur anderen Seite wechseln.

Lendenwirbelsäulenmobilisation

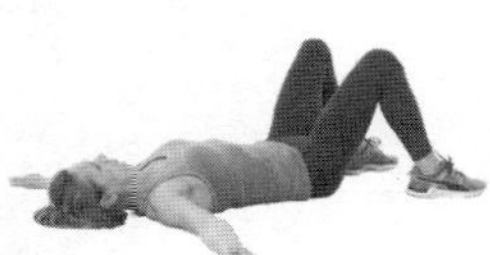
1

1. In der Rückenlage beginnen. Die Arme seitlich auf Schulterhöhe ablegen und die Füße zum Gesäß heranstellen. Die Füße dabei weiter als schulterbreit öffnen.

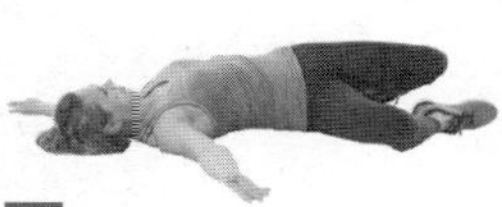
2

2. Die Knie nach rechts sinken lassen, bis das rechte Bein den Boden berührt. Der Kopf und die Schultern behalten den Kontakt zum Boden. Die Hüfte darf sich vom Boden lösen. Über die Ausgangsposition fließend zur anderen Seite wechseln.

Hüftmobilisation im Gehen

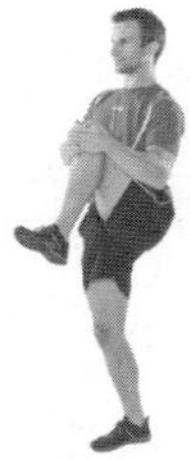

Beim Vorwärtsgehen im Wechsel das rechte und linke Knie mit beiden Händen zum Brustbein ziehen. Das Standbein dabei aktiv strecken. Beim Anheben die Ferse des Standbeins heben. Beim Absenken des Beins direkt in den nächsten Schritt übergehen und die Ferse wieder abstellen.

Hoher Ausfallschritt mit Rotation

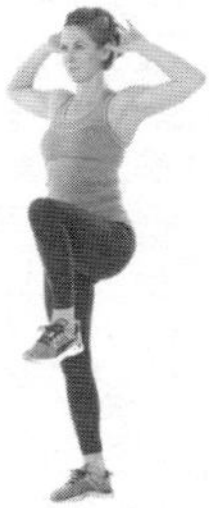

1

1. In einem aufrechten, hüftbreiten Stand beginnen. Beide Hände an den Kopf führen, sodass die Fingerspitzen den Hinterkopf berühren und die Ellbogen nach außen zeigen. Das linke Knie über Hüfthöhe anheben. Dabei den Oberkörper aufrecht halten.

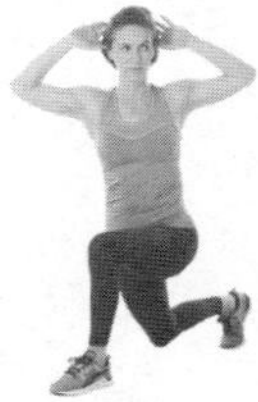

2

2. Den linken Fuß einen Schritt nach vorn setzen und beide Knie beugen. Das hintere Knie bis kurz vor den Boden absenken. Das vordere Knie befindet sich über dem Sprunggelenk. Den gesamten Oberkörper mit aufrechter Wirbelsäule nach links, also zum vorderen Bein, rotieren. In die Ausgangsposition zurückkehren und die Übung mit der anderen Seite wiederholen.

Tiefer Ausfallschritt mit Rotation

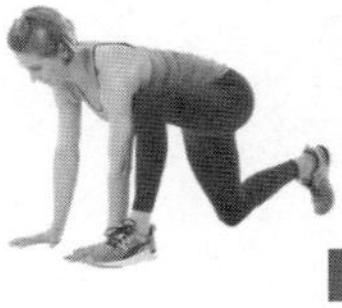

1

1. In einem tiefen Ausfallschritt beginnen. Beide Hände auf dem Boden platzieren. Der linke Fuß steht an der Außenseite der linken Hand. Das hintere Knie ist gebeugt und berührt den Boden.

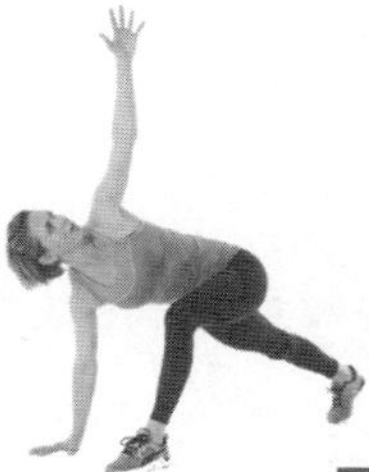

2

2. Die linke Hand lösen, den Arm über die Seite nach oben anheben und den gesamten Oberkörper zur linken Seite aufdrehen. Dabei das rechte Knie vom Boden lösen und das Bein strecken. In die Ausgangsposition zurückkehren und die Übung wiederholen.

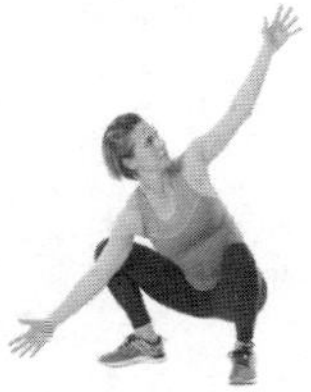

Tiefe Hocke mit Rotation

Im aufrechten Stand die Füße etwas weiter als schulterbreit öffnen und um etwa 45 Grad nach außen drehen. Die Knie beugen und das Gesäß in Richtung Boden absenken, die Knie schieben dabei nach außen. Den rechten Arm nach unten strecken und an der Innenseite des rechten Beines anlegen, den linken Arm diagonal nach links oben strecken. Der gesamte Oberkörper dreht sich nach links mit, der Brustkorb öffnet sich. Der linken Hand mit dem Blick folgen. Über die Ausgangsposition zur anderen Seite wechseln.

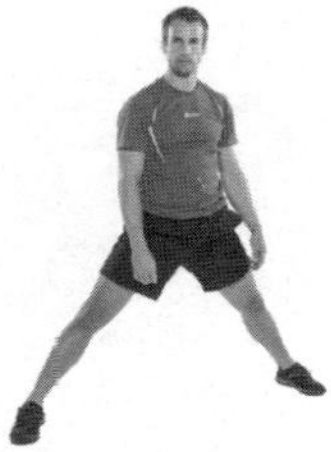

1

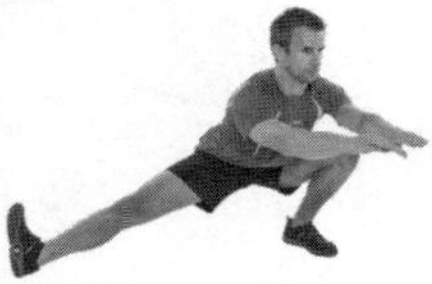

2

Seitlicher Ausfallschritt

1. In einem aufrechten, mindestens doppelt schulterbreiten Stand beginnen. Beide Fußspitzen zeigen leicht nach außen.

2. Das linke Knie beugen und das Gesäß in Richtung Boden absenken. Das linke Knie zeigt zur linken Fußspitze. Das rechte Bein bleibt dabei gestreckt. Die Fußspitze des rechten Beins in Richtung Schienbein ziehen. Die Arme zur Stabilisation nach vorn strecken. Über die Ausgangsposition zur anderen Seite wechseln.

Über die Autorin

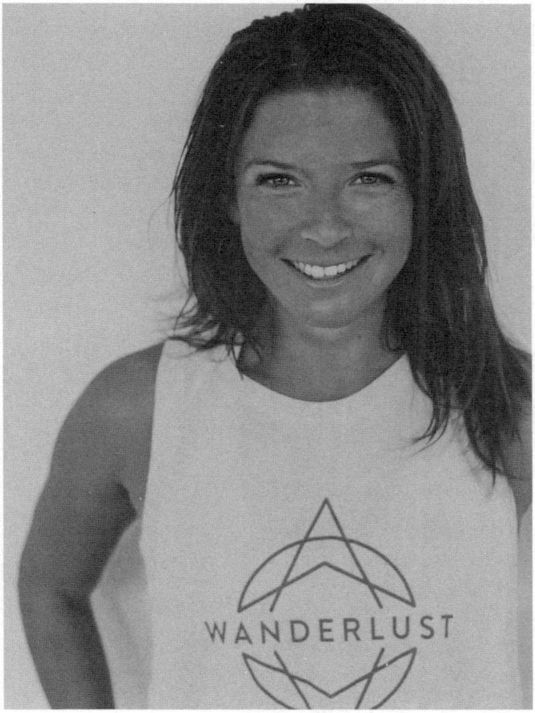

Katharina Herdener ist Gründerin von YOU Yoga & More, Yogalehrerin und Personal Trainerin. Als Gesundheitswissenschaftlerin hat sie sich auf den Bereich Faszien und Beweglichkeit spezialisiert und gibt ihr Wissen in Schulungen, Beratungen und Vorträgen weiter. Für den riva Verlag hat sie bereits mehrere erfolgreiche Bücher geschrieben.

1 Verspannungen lösen für frei bewegliche Gelenke

Trainingsdauer: 25 Min.

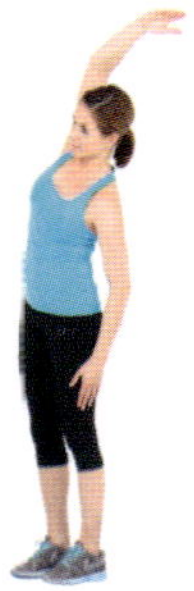

1 Seitliches Strecken

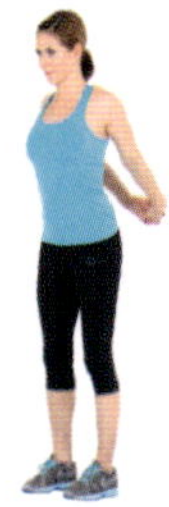

2 Brustmuskeldehnung

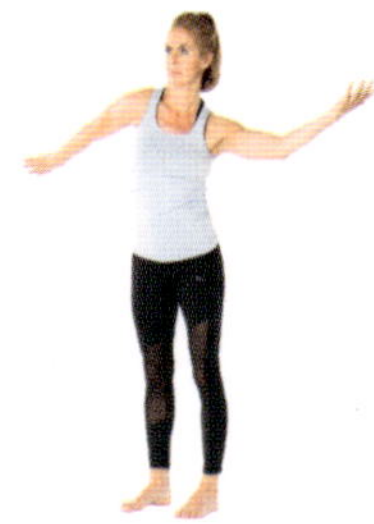

3 Schulteraußen- und -innenrotation

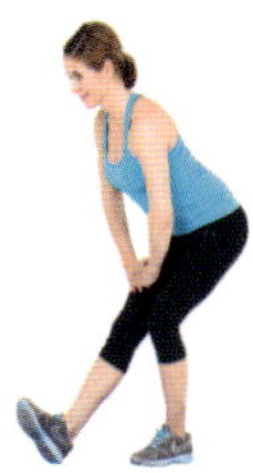

4 Stehende Dehnung der Beinrückseite

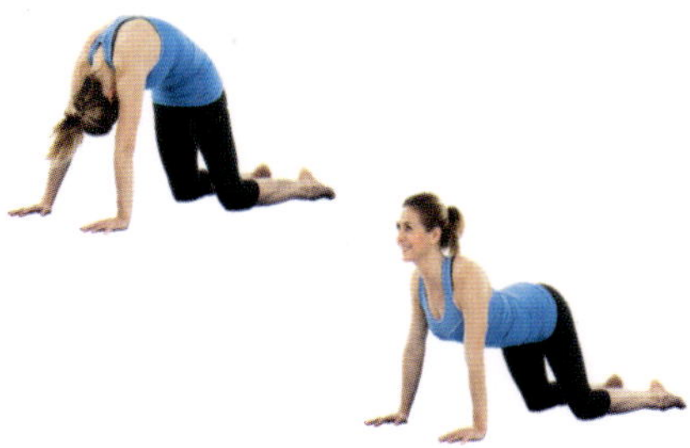

5 Wirbelsäulenmobilisation im Vierfüßlerstand

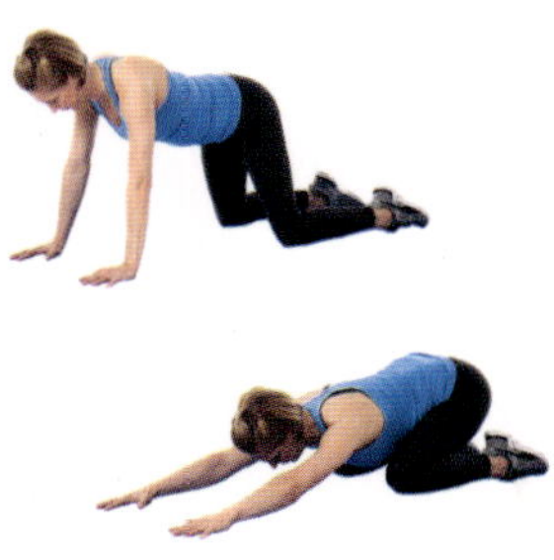

6 Schaukeln im Vierfüßlerstand

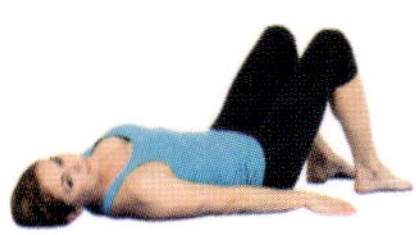

7 Nackenmobilisation in der Rückenlage

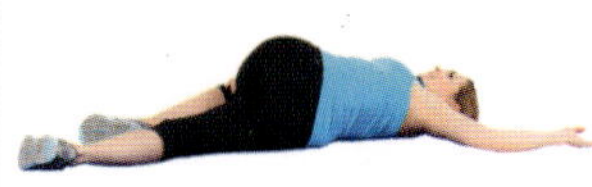

8 Liegende Rotation

1 Verspannungen lösen für frei bewegliche Gelenke

Trainingsdauer: 25 Min.

1 2 3

	Übungen	Ausführung	Dauer/Wdh. je Seite	Sätze	Seitenwechsel	Seite
1	Seitliches Strecken	statisch	45 Sek.	2	x	13
2	Brustmuskeldehnung	statisch	45 Sek.	2		13
3	Schulteraußen- und -innenrotation	dynamisch	8 Wdh.	2		24
4	Stehende Dehnung der Beinrückseite	statisch	45 Sek.	2	x	17
5	Wirbelsäulenmobilisation im Vierfüßlerstand	dynamisch	10 Wdh.	2		25
6	Schaukeln im Vierfüßlerstand	dynamisch	10 Wdh.	2		26
7	Nackenmobilisation in der Rückenlage	dynamisch	60 Sek.	2		23
8	Liegende Rotation	statisch	45 Sek.	2	x	18

2 Beweglichkeit für Vielsitzende

Trainingsdauer: 30 Min. | Benötigtes Hilfsmittel: Stab

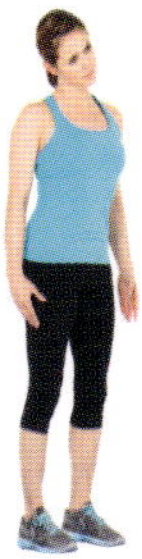

1 Nackenmuskeldehnung

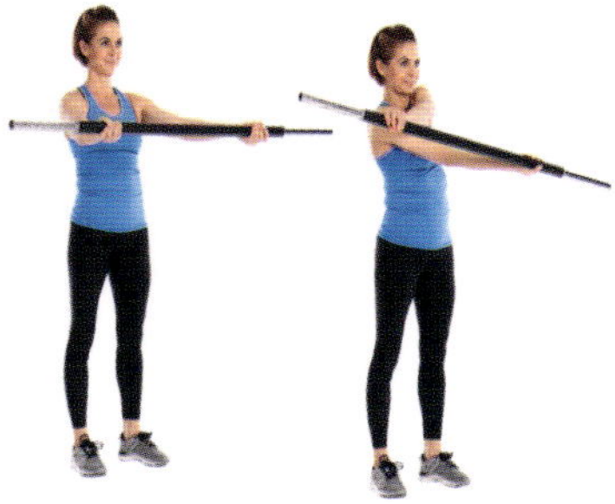

2 Schultermobilisation mit Stab vor dem Körper

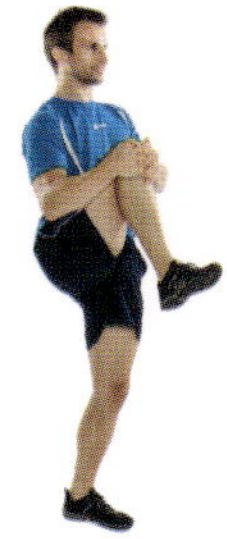

3 Hüftmobilisation im Gehen

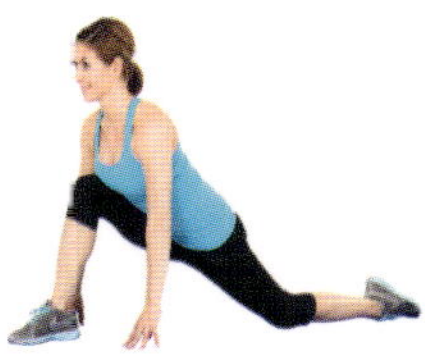

4 Tiefer Ausfallschritt

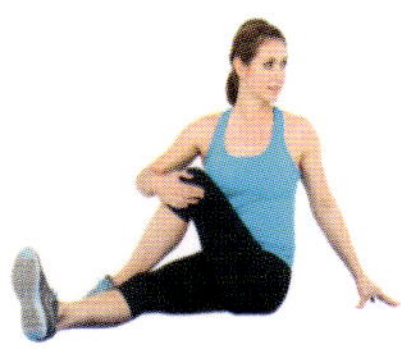

5 Sitzende Drehung

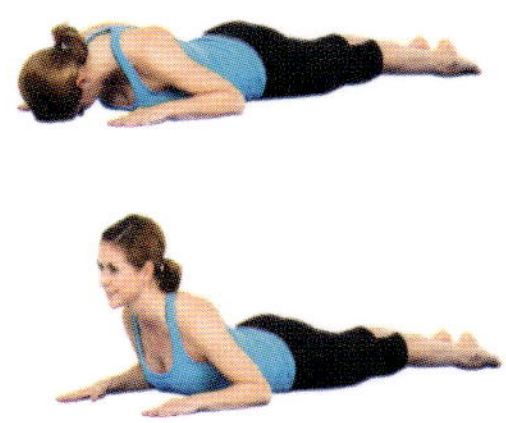

6 Brustwirbelsäulenmobilisation in der Bauchlage

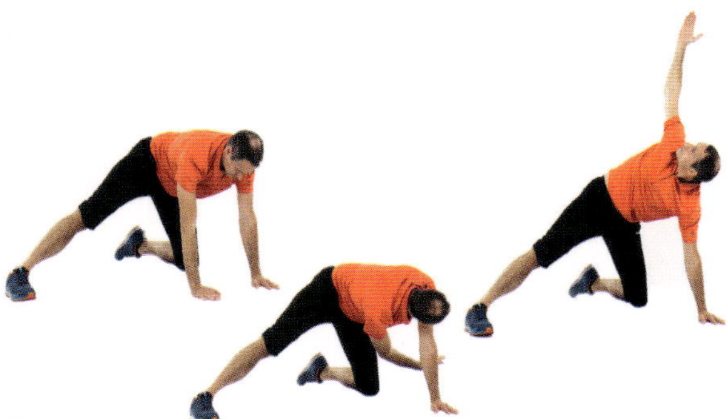

7 Rotation aus dem Vierfüßlerstand

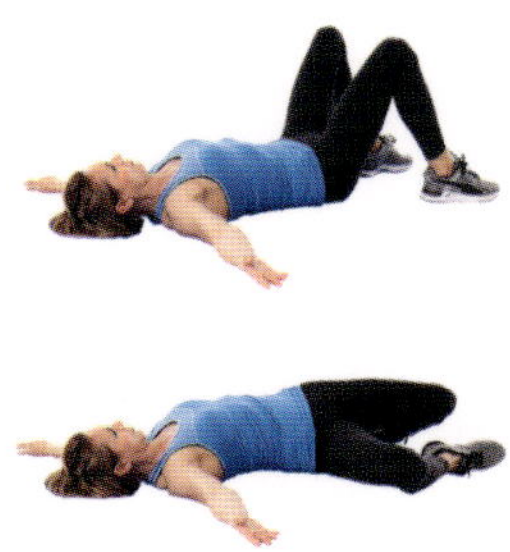

8 Lendenwirbelsäulenmobilisation

2 Beweglichkeit für Vielsitzende

Trainingsdauer: 30 Min. | Benötigtes Hilfsmittel: Stab

1 2 3

	Übungen	Ausführung	Dauer/Wdh. je Seite	Sätze	Seitenwechsel	Seite
1	Nackenmuskeldehnung	statisch	45 Sek.	2	x	13
2	Schultermobilisation mit dem Stab vor dem Körper	dynamisch	10 Wdh.	2		23
3	Hüftmobilisation im Gehen	dynamisch	5 Wdh.	2		29
4	Tiefer Ausfallschritt	statisch	45 Sek.	2	x	15
5	Sitzende Drehung	statisch	45 Sek.	2	x	16
6	Brustwirbelsäulenmobilisation in der Bauchlage	dynamisch	10 Wdh.	2		28
7	Rotation aus dem Vierfüßlerstand	dynamisch	8 Wdh.	2	x	25
8	Lendenwirbelsäulenmobilisation	dynamisch	8 Wdh.	2		28

3 Beweglich von Kopf bis Fuß

Trainingsdauer: 35 Min. | Benötigtes Hilfsmittel: Stuhl

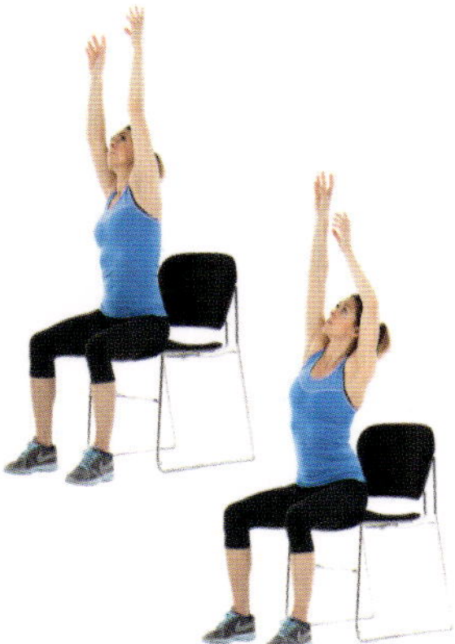

1 Rekeln im Sitzen

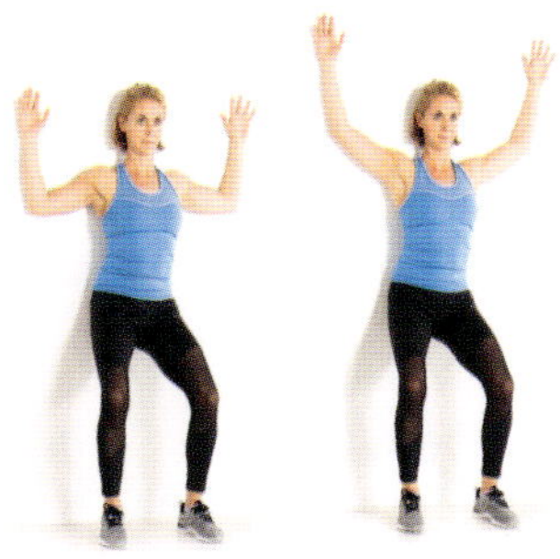

2 Schulteröffnen an der Wand

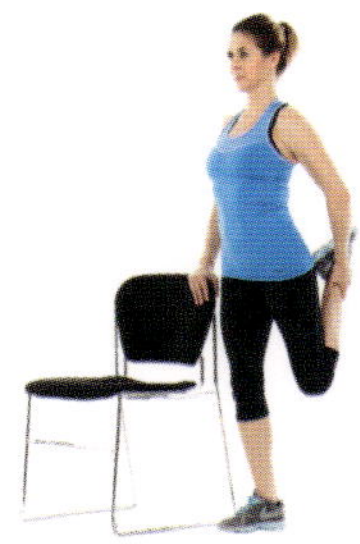

3 Dehnung der Oberschenkelvorderseite

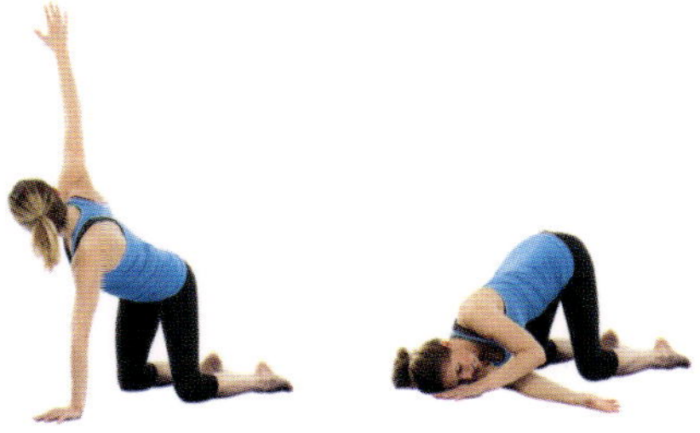

4 Dehnung der Schulteraußenseite aus dem Vierfüßlerstand

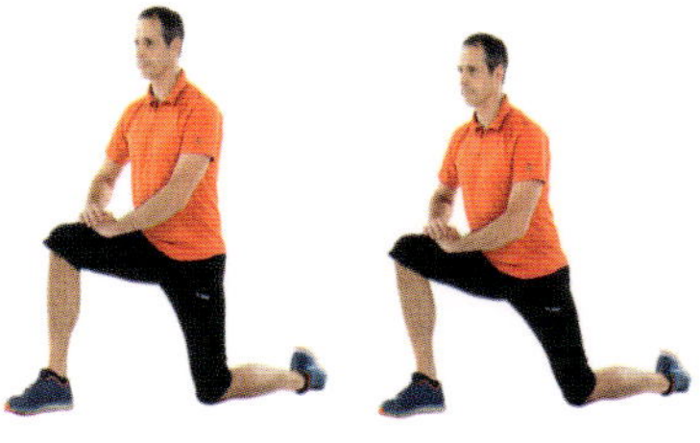

5 Sprunggelenkdehnung

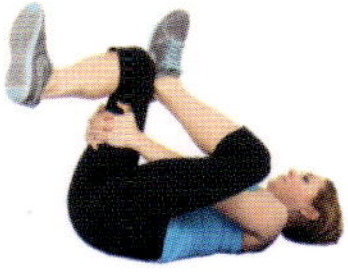

6 Liegende Gesäßdehnung

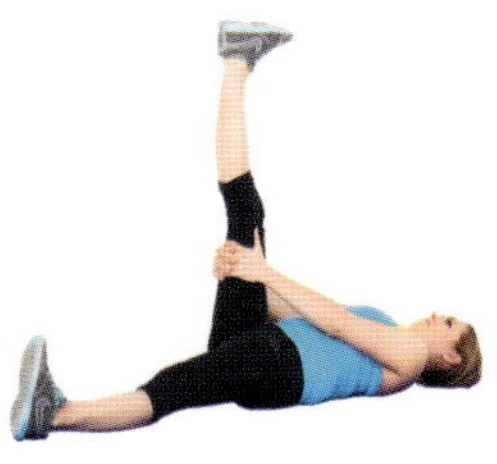

7 Dehnung der Beinrückseite in der Rückenlage

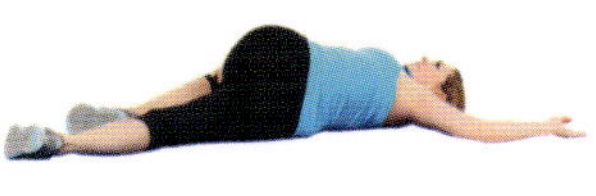

8 Liegende Rotation

3 Beweglich von Kopf bis Fuß

Trainingsdauer: 35 Min. | Benötigtes Hilfsmittel: Stuhl

1 2 3

	Übungen	Ausführung	Dauer/Wdh. je Seite	Sätze	Seiten-wechsel	Seite
1	Rekeln im Sitzen	dynamisch	60 Sek.	2		22
2	Schulteröffnen an der Wand	dynamisch	10 Wdh.	2		24
3	Dehnung der Oberschenkelvorderseite	statisch	45 Sek.	2	x	22
4	Dehnung der Schulteraußenseite aus dem Vierfüßlerstand	statisch	45 Sek.	2	x	14
5	Sprunggelenkdehnung	statisch	45 Sek.	2	x	19
6	Liegende Gesäßdehnung	statisch	45 Sek.	2	x	17
7	Dehnung der Beinrückseite in der Rückenlage	statisch	45 Sek.	2	x	17
8	Liegende Rotation	statisch	45 Sek.	2	x	18

4 Beweglicher Rücken und freie Hüften für Vielsitzende

Trainingsdauer: 15 Min.

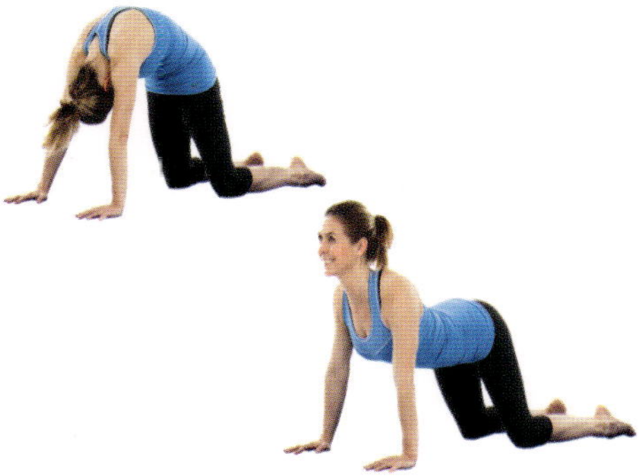

1 Wirbelsäulenmobilisation im Vierfüßlerstand

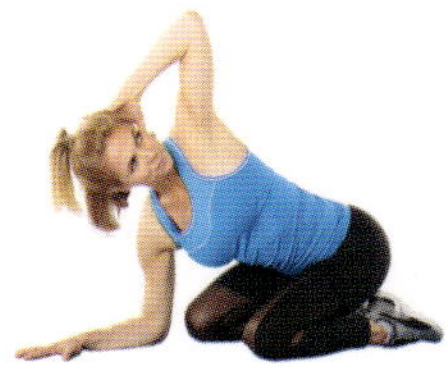

2 Rotation aus dem Fersensitz

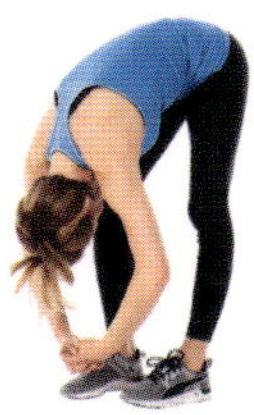

3 Knie beugen und strecken in der Vorbeuge

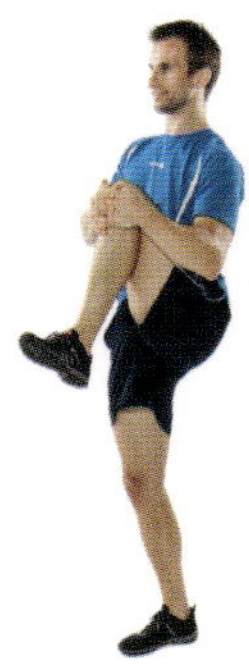

4 Hüftmobilisation im Gehen

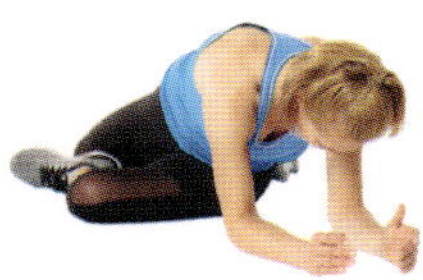

5 Hüftdehnung aus dem Hürdensitz

4 Beweglicher Rücken und freie Hüften für Vielsitzende

Trainingsdauer: 15 Min.

1 2 3

	Übungen	Ausführung	Dauer/Wdh. je Seite	Sätze	Seiten-wechsel	Seite
1	Wirbelsäulenmobilisation im Vierfüßlerstand	dynamisch	10 Wdh.	2		25
2	Rotation aus dem Fersensitz	dynamisch	8 Wdh.	2	x	26
3	Knie beugen und strecken in der Vorbeuge	dynamisch	60 Sek.	2		26
4	Hüftmobilisation im Gehen	dynamisch	5 Wdh.	2		29
5	Hüftdehnung aus dem Hürdensitz	statisch	45 Sek.	2	x	18

5 Rückenwohl – mehr Raum rund um die Wirbelsäule

Trainingsdauer: 15 Min. | Benötigtes Hilfsmittel: Stuhl oder Tisch 1 2 3

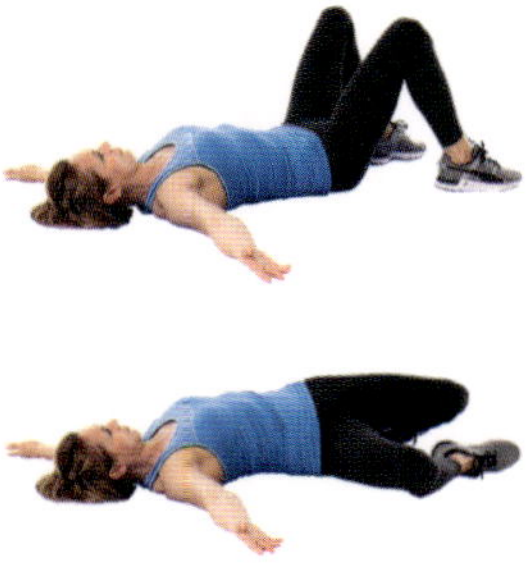

1 Lendenwirbelsäulenmobilisation

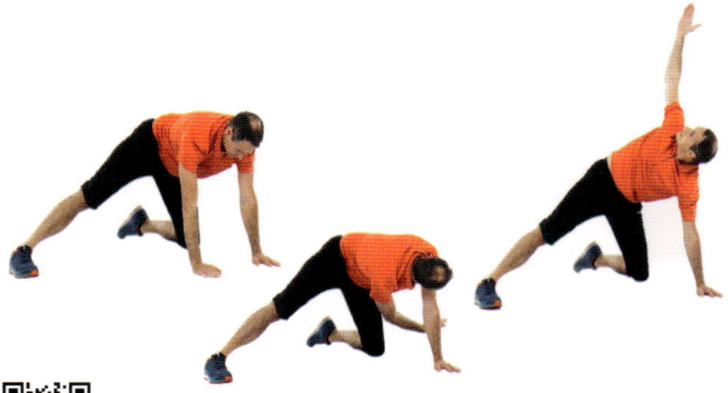

2 Rotation aus dem Vierfüßlerstand

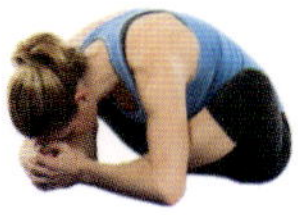

3 Schmetterlingssitz mit Vorbeuge

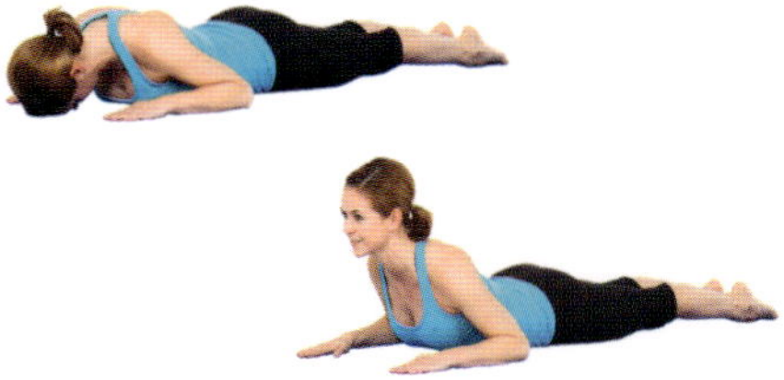

4 Brustwirbelsäulenmobilisation in der Bauchlage

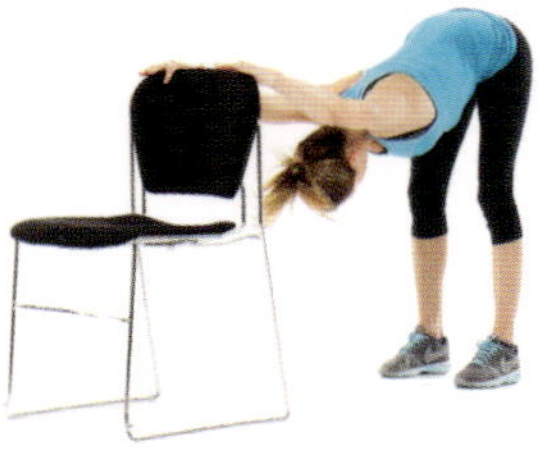

5 Rückendehnung mit Stuhl

5 Rückenwohl – mehr Raum rund um die Wirbelsäule

Trainingsdauer: 15 Min. | Benötigtes Hilfsmittel: Stuhl oder Tisch 1 2 3

	Übungen	Ausführung	Dauer/Wdh. je Seite	Sätze	Seiten-wechsel	Seite
1	Lendenwirbelsäulenmobilisation	dynamisch	10 Wdh.	2		28
2	Rotation aus dem Vierfüßlerstand	dynamisch	8 Wdh.	2	x	25
3	Schmetterlingssitz mit Vorbeuge	statisch	45 Sek.	2		16
4	Brustwirbelsäulenmobilisation in der Bauchlage	dynamisch	10 Wdh.	2		28
5	Rückendehnung mit Stuhl	statisch	45 Sek.	2		21

6 Beweglich von den Beinen bis zum Nacken

Trainingsdauer: 25 Min.

1 2 3

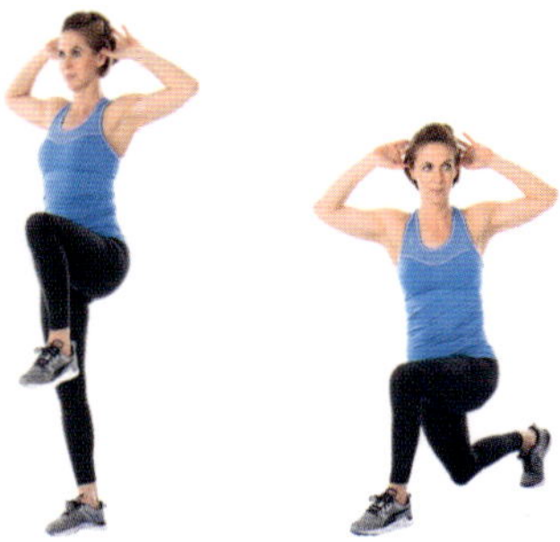

1 Hoher Ausfallschritt mit Rotation

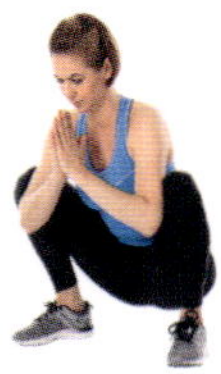

2 Tiefe Hocke

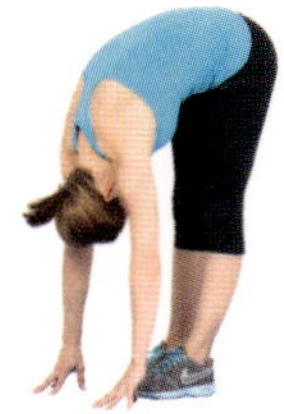

3 Stehende Vorbeuge

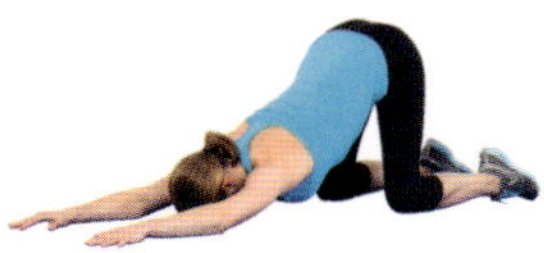

4 Brustmuskeldehnung aus dem Vierfüßlerstand

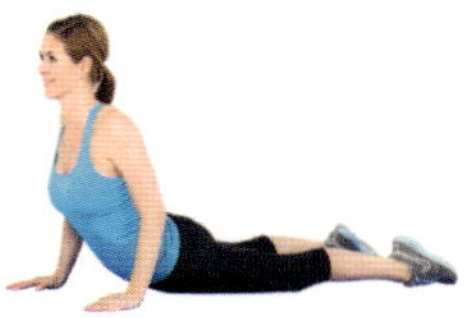

5 Dehnung der Körpervorderseite

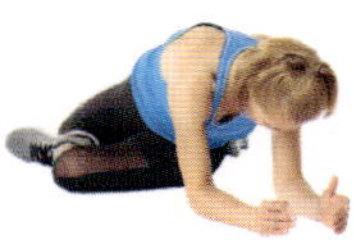

6 Hüftdehnung aus dem Hürdensitz

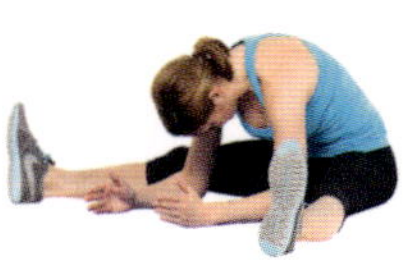

7 Grätsche mit Vorbeuge

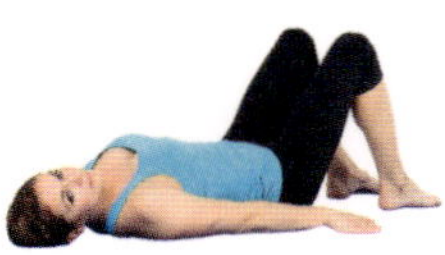

8 Nackenmobilisation in der Rückenlage

6 Beweglich von den Beinen bis zum Nacken

Trainingsdauer: 25 Min.

1 **2** 3

	Übungen	Ausführung	Dauer/Wdh. je Seite	Sätze	Seitenwechsel	Seite
1	Hoher Ausfallschritt mit Rotation	dynamisch	10 Wdh.	2		29
2	Tiefe Hocke	statisch	60 Sek.	2		15
3	Stehende Vorbeuge	statisch	60 Sek.	2		16
4	Brustmuskeldehnung aus dem Vierfüßlerstand	statisch	60 Sek.	2		14
5	Dehnung der Körpervorderseite	statisch	30 Sek.	3		15
6	Hüftdehnung aus dem Hürdensitz	statisch	60 Sek.	2	x	18
7	Grätsche mit Vorbeuge	statisch	60 Sek.	2		16
8	Nackenmobilisation in der Rückenlage	dynamisch	60 Sek.	1		23

7 Bewegliche Schultern, beweglicher Oberkörper

Trainingscauer: 20 Min. | Benötigte Hilfsmittel: Stab

1 **2** 3

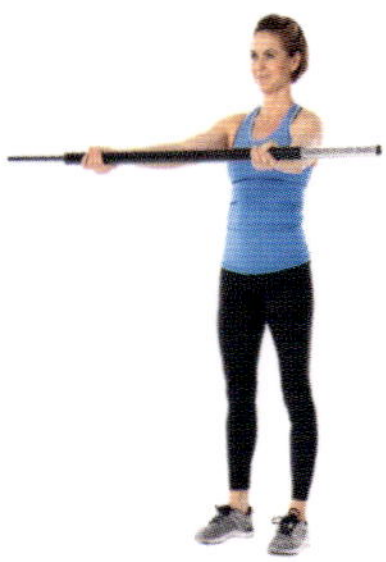

1 Schultermobilisation mit dem Stab vor dem Körper

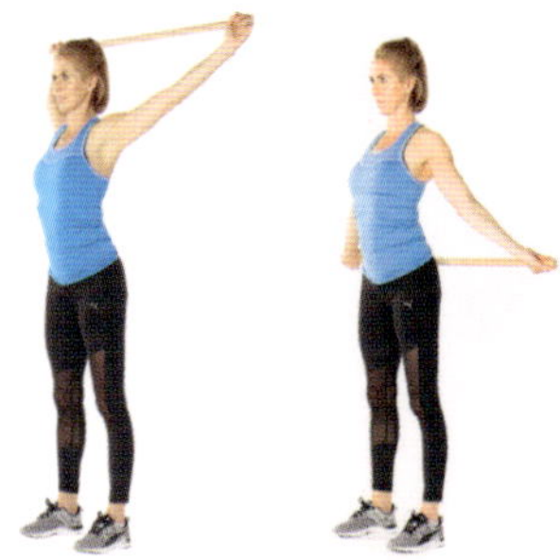

2 Schultermobilisation mit dem Stab hinter dem Körper

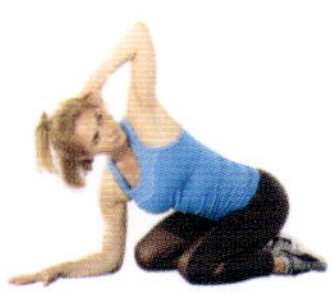

3 Rotation aus dem Fersensitz

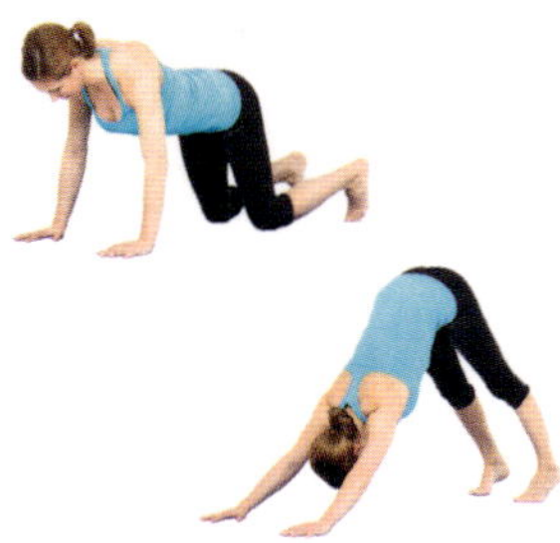

4 Herabschauender Hund aus dem Vierfüßlerstand

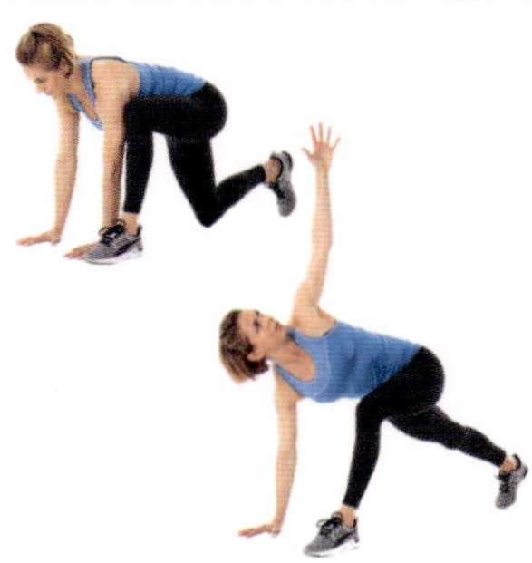

5 Tiefer Ausfallschritt mit Rotation

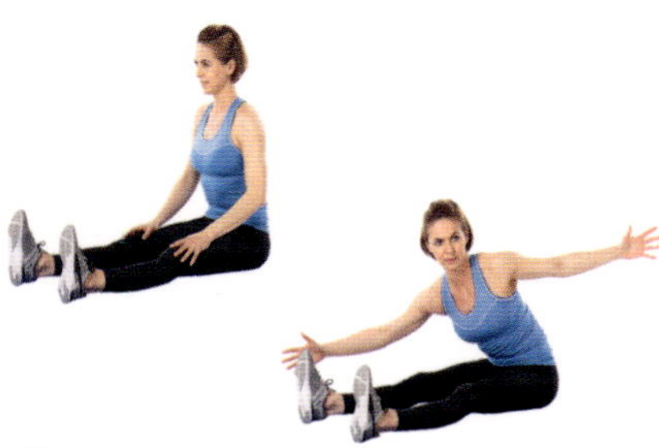

6 Sitzende Vorbeuge mit Rotation

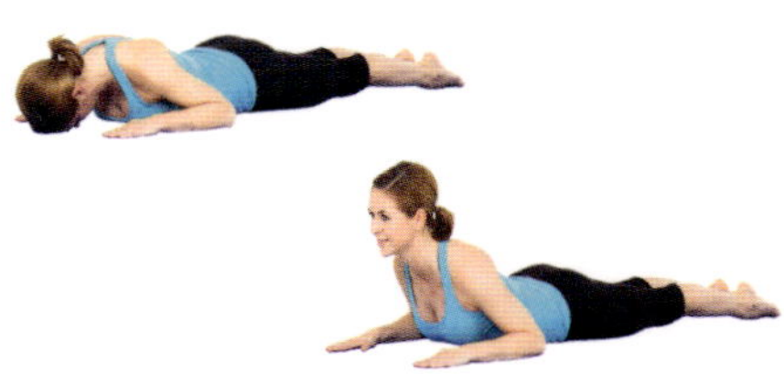

7 Brustwirbelsäulenmobilisation in der Bauchlage

7 Bewegliche Schultern, beweglicher Oberkörper

Trainingsdauer: 20 Min. | Benötigtes Hilfsmittel: Stab

1 **2** 3

	Übungen	Ausführung	Dauer/Wdh. je Seite	Sätze	Seitenwechsel	Seite
1	Schultermobilisation mit Stab vor dem Körper	dynamisch	10 Wdh.	2		23
2	Schultermobilisation mit Stab hinter dem Körper	dynamisch	10 Wdh.	2		24
3	Rotation aus dem Fersensitz	dynamisch	10 Wdh.	2	x	26
4	Herabschauender Hund aus dem Vierfüßlerstand	dynamisch	10 Wdh.	2		27
5	Tiefer Ausfallschritt mit Rotation	dynamisch	10 Wdh.	2	x	29
6	Sitzende Vorbeuge mit Rotation	dynamisch	10 Wdh.	2		27
7	Brustwirbelsäulenmobilisation in der Bauchlage	dynamisch	10 Wdh.	2		28

8 Bewegliche Hüften und entspannte Beine

Trainingsdauer: 30 Min.

1 **2** 3

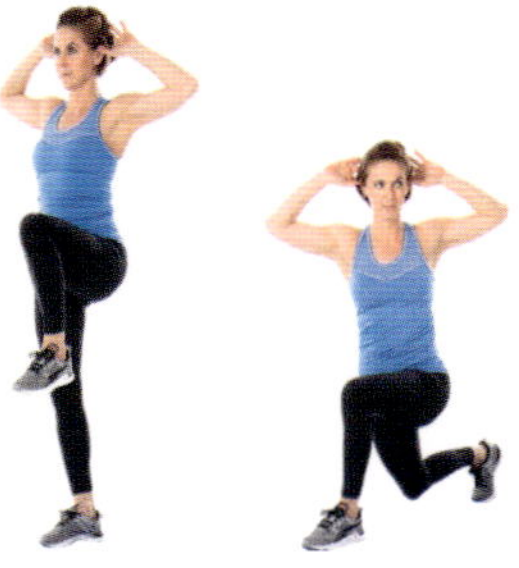

1 Hoher Ausfallschritt mit Rotation

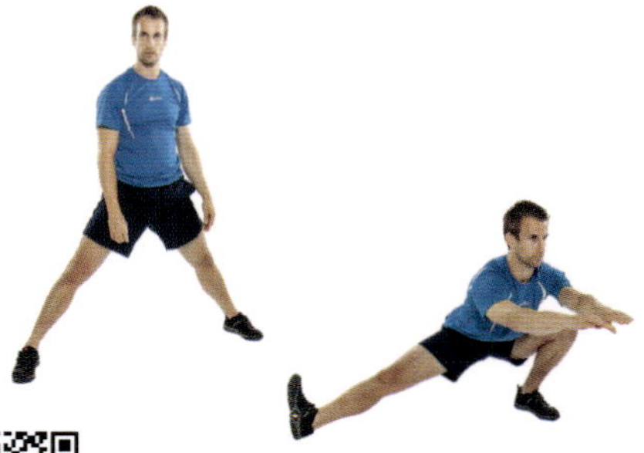

2 Seitlicher Ausfallschritt

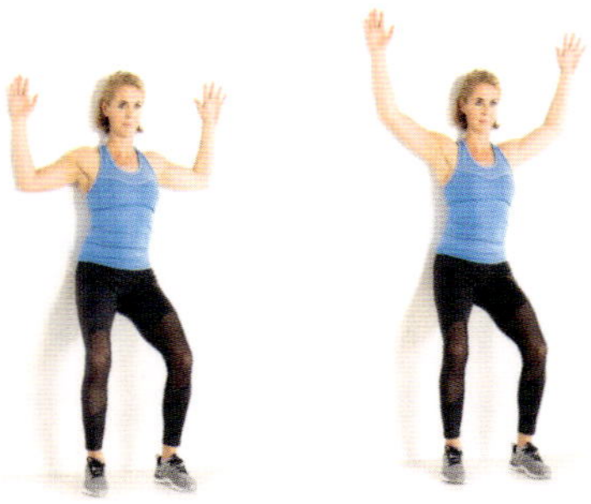

3 Schulteröffnen an der Wand

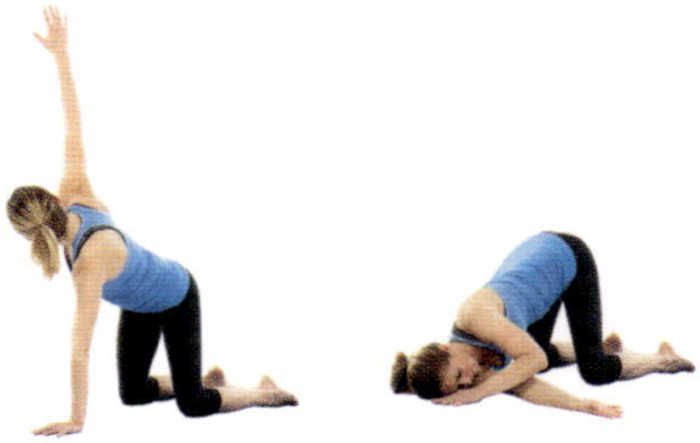

4 Dehnung der Schulteraußenseite aus dem Vierfüßlerstand

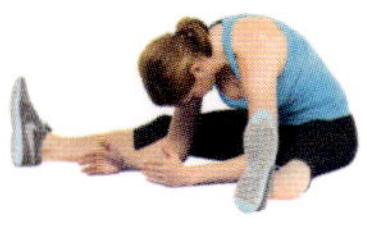

5 Grätsche mit Vorbeuge

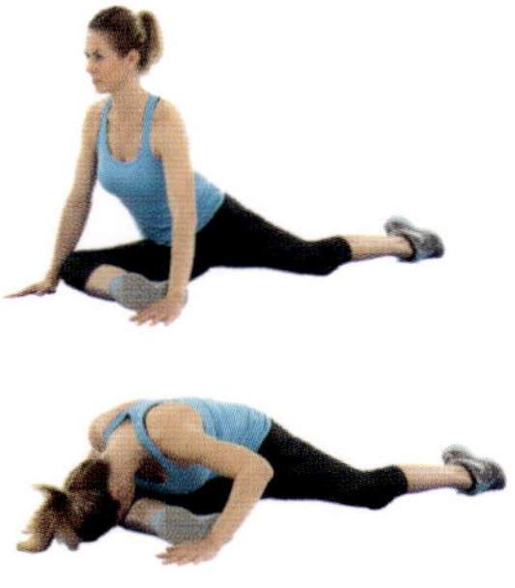

6 Taube

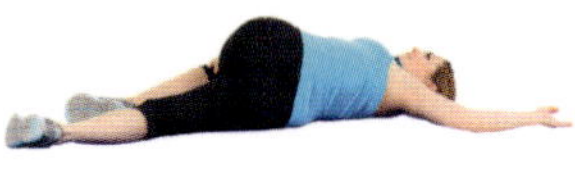

7 Liegende Rotation

8 Bewegliche Hüften und entspannte Beine

Trainingsdauer: 30 Min.

1 **2** 3

	Übungen	Ausführung	Dauer/Wdh. je Seite	Sätze	Seiten-wechsel	Seite
1	Hoher Ausfallschritt mit Rotation	dynamisch	10 Wdh.	2		29
2	Seitlicher Ausfallschritt	dynamisch	10 Wdh.	2		30
3	Schulteröffnen an der Wand	dynamisch	10 Wdh.	2		24
4	Dehnung der Schulteraußenseite aus dem Vierfüßlerstand	statisch	60 Sek.	2	x	14
5	Grätsche mit Vorbeuge	statisch	60 Sek.	2		16
6	Taube	statisch	60 Sek.	2	x	18
7	Liegende Rotation	statisch	60 Sek.	2	x	18

9 Bewegliche Schultern dank Kraft aus der Mitte

Trainingsdauer: 15 Min. | Benötigtes Hilfsmittel: Stab

1 2 3

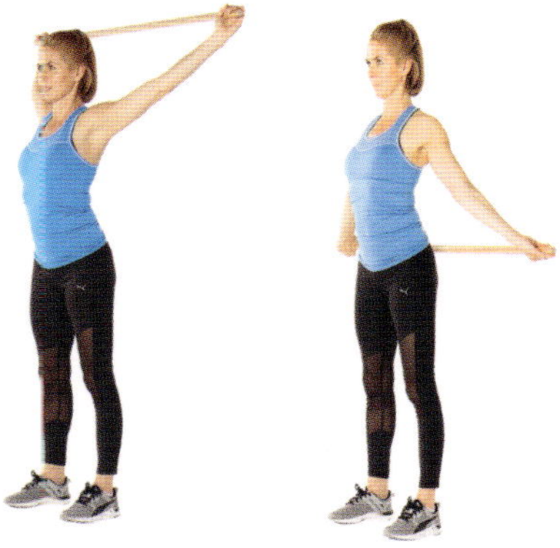

1 Schultermobilisation mit Stab hinter dem Körper

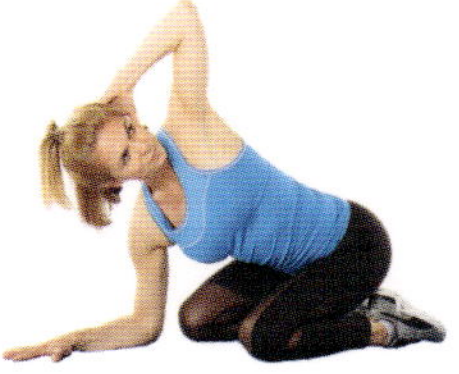

2 Rotation aus dem Fersensitz

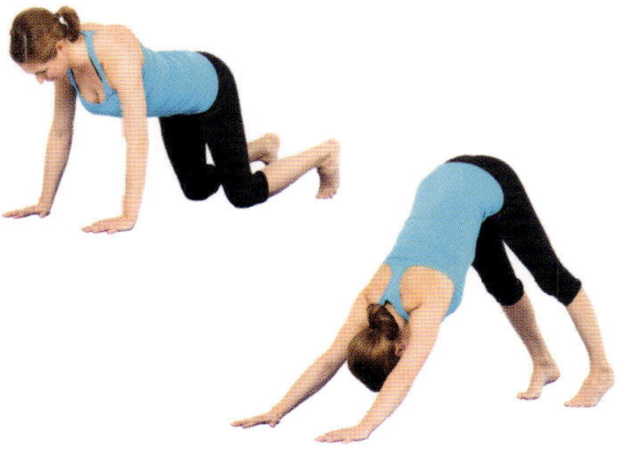

3 Herabschauender Hund aus dem Vierfüßlerstand

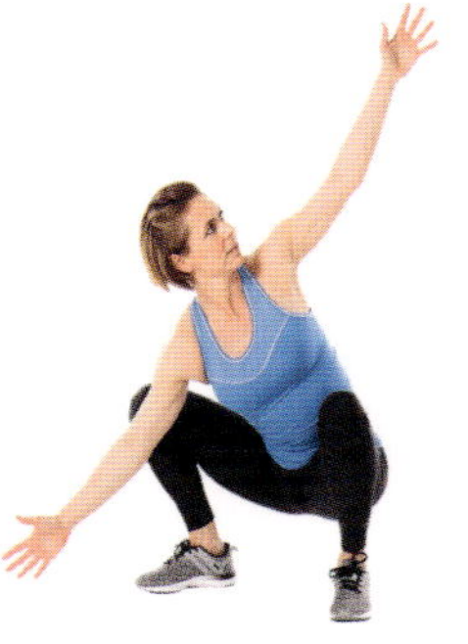

4 Tiefe Hocke mit Rotation

9 Bewegliche Schultern dank Kraft aus der Mitte

Trainingsdauer: 15 Min. | Benötigtes Hilfsmittel: Stab

1 **2** 3

	Übungen	Ausführung	Dauer/Wdh. je Seite	Sätze	Seiten-wechsel	Seite
1	Schultermobilisation mit Stab hinter dem Körper	dynamisch	10 Wdh.	2		24
2	Rotation aus dem Fersensitz	dynamisch	10 Wdh.	2	x	26
3	Herabschauender Hund aus dem Vierfüßlerstand	dynamisch	10 Wdh.	2		27
4	Tiefe Hocke mit Rotation	dynamisch	10 Wdh.	2		30

10 Bewegungsfreiheit – Kurzprogramm für Eilige

Trainingsdauer: 15 Min.

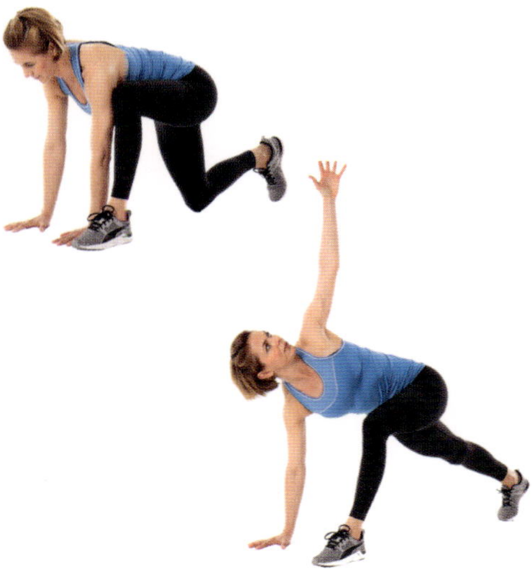

1 Tiefer Ausfallschritt mit Rotation

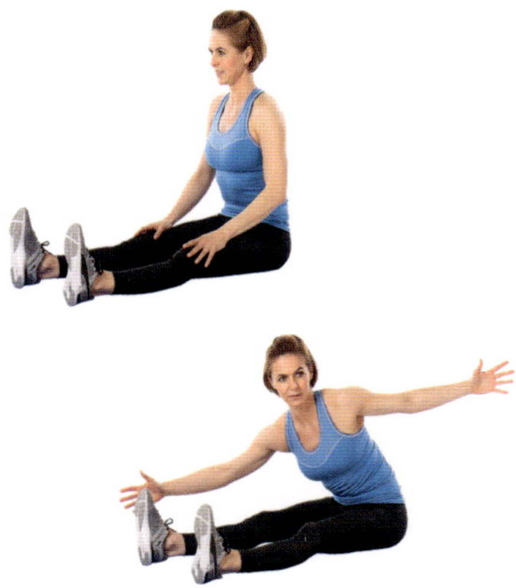

2 Sitzende Vorbeuge mit Rotation

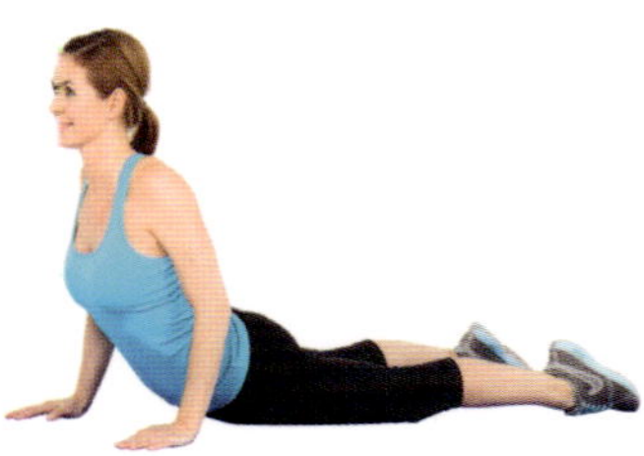

3 Dehnung der Körpervorderseite

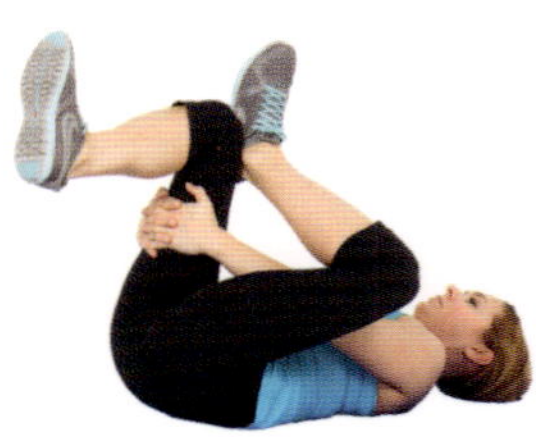

4 Liegende Gesäßdehnung

10 Bewegungsfreiheit – Kurzprogramm für Eilige

Trainingsdauer: 15 Min.

1 **2** 3

	Übungen	Ausführung	Dauer/Wdh. je Seite	Sätze	Seiten-wechsel	Seite
1	Tiefer Ausfallschritt mit Rotation	dynamisch	10 Wdh.	2	x	29
2	Sitzende Vorbeuge mit Rotation	dynamisch	10 Wdh.	2		27
3	Dehnung der Körpervor-derseite	statisch	45 Sek.	3		15
4	Liegende Gesäßdehnung	statisch	60 Sek.	2	x	17

11 Beweglich von Kopf bis Fuß für Profis 1

Trainingsdauer: 20 Min.

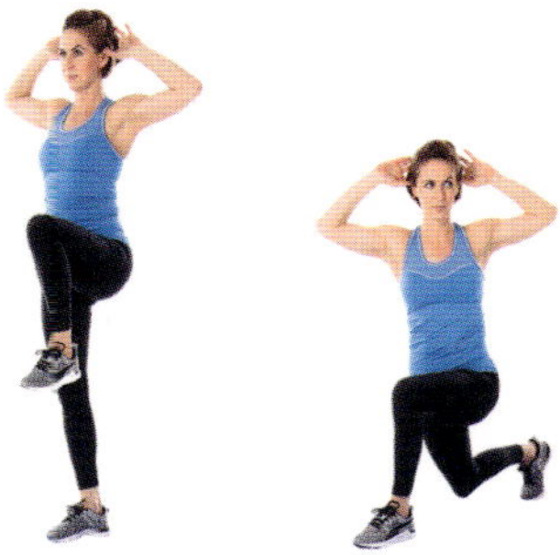

1 Hoher Ausfallschritt mit Rotation

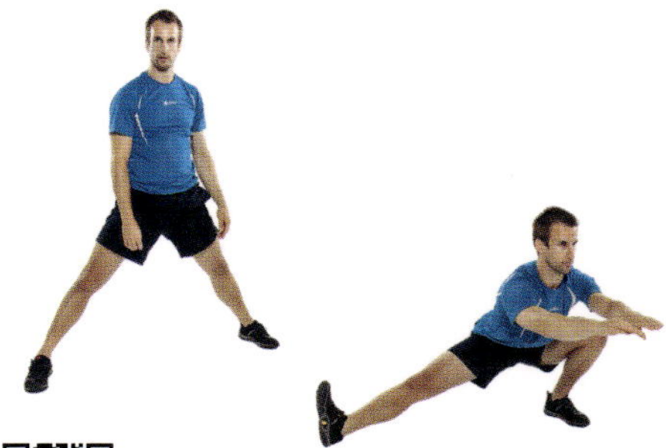

2 Seitlicher Ausfallschritt

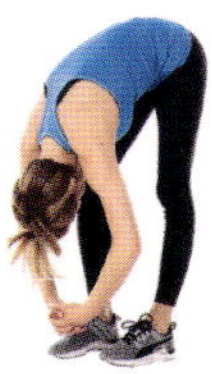

3 Knie beugen und strecken in der Vorbeuge

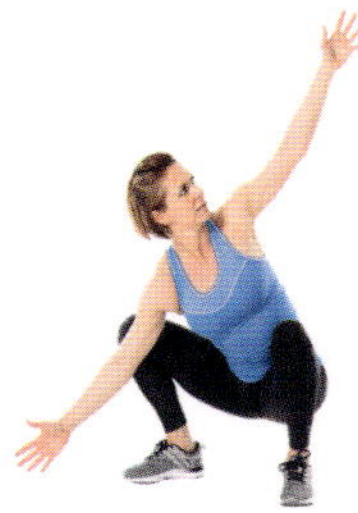

4 Tiefe Hocke mit Rotation

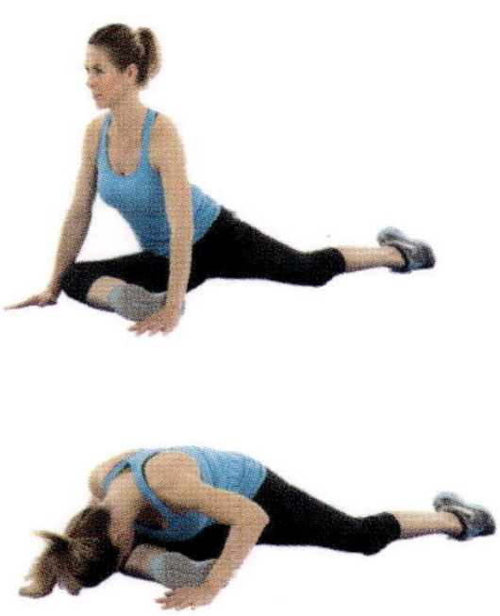

5 Taube

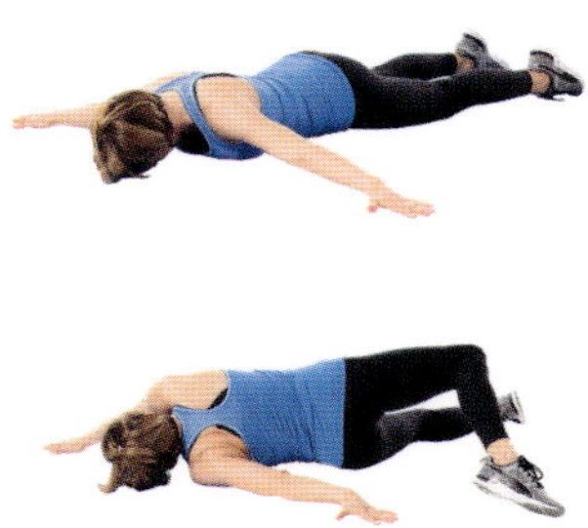

6 Liegende Rotation aus der Bauchlage

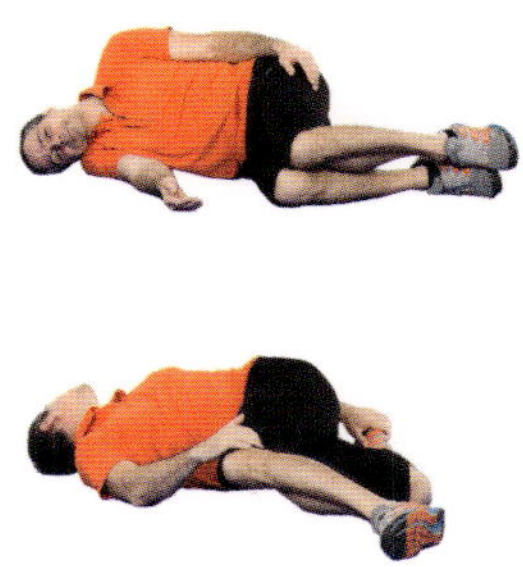

7 Liegender Knoten

11 Beweglich von Kopf bis Fuß für Profis 1

Trainingsdauer: 20 Min.

1 2 **3**

	Übungen	Ausführung	Dauer/Wdh. je Seite	Sätze	Seiten-wechsel	Seite
1	Hoher Ausfallschritt mit Rotation	dynamisch	10 Wdh.	2		29
2	Seitlicher Ausfallschritt	dynamisch	10 Wdh.	2		30
3	Knie beugen und strecken in der Vorbeuge	dynamisch	60 Sek.	2		26
4	Tiefe Hocke mit Rotation	dynamisch	10 Wdh.	2		30
5	Taube	statisch	90 Sek.	2	x	18
6	Liegende Rotation aus der Bauchlage	dynamisch	10 Wdh.	2		28
7	Liegender Knoten	statisch	90 Sek.	2	x	19

12 Beweglich von Kopf bis Fuß für Profis 2

Trainingsdauer: 25 Min. | Benötigtes Hilfsmittel: Stab

1 2 **3**

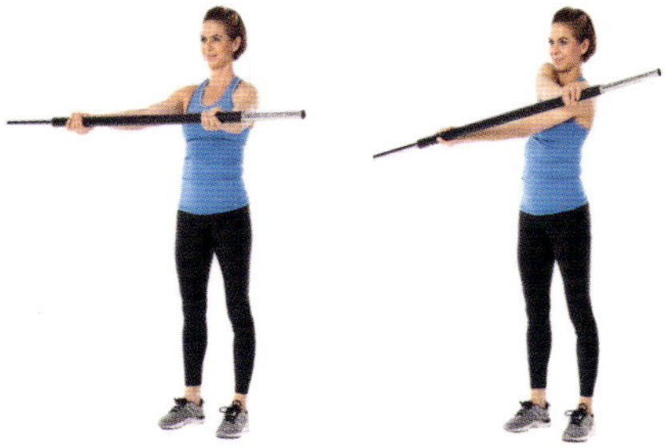

1 Schultermobilisation mit Stab vor dem Körper

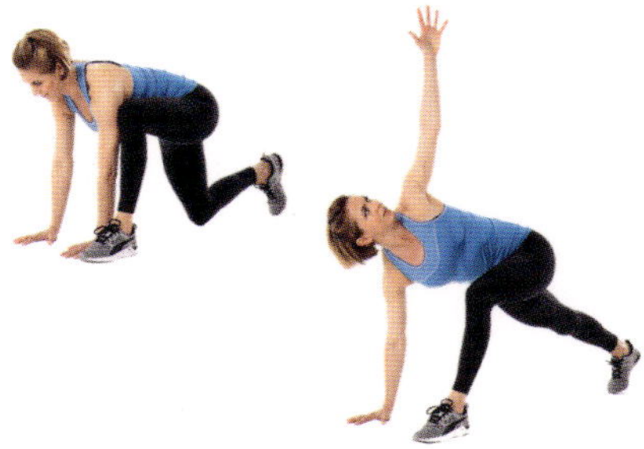

2 Tiefer Ausfallschritt mit Rotation

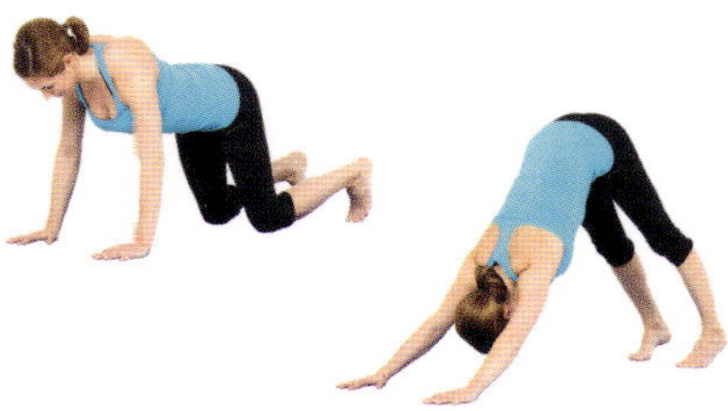

3 Herabschauender Hund aus dem Vierfüßlerstand

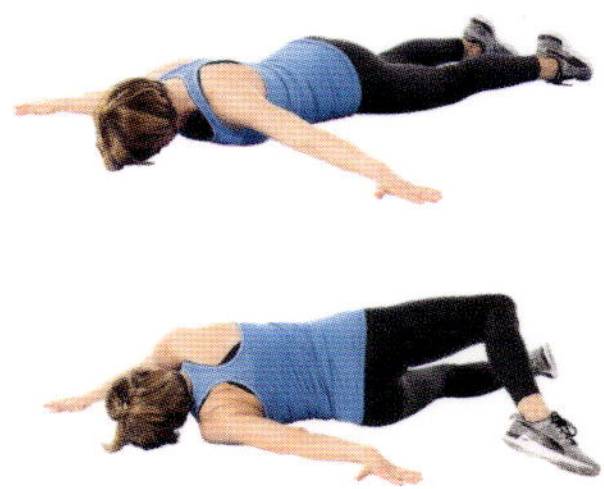

4 Liegende Rotation aus der Bauchlage

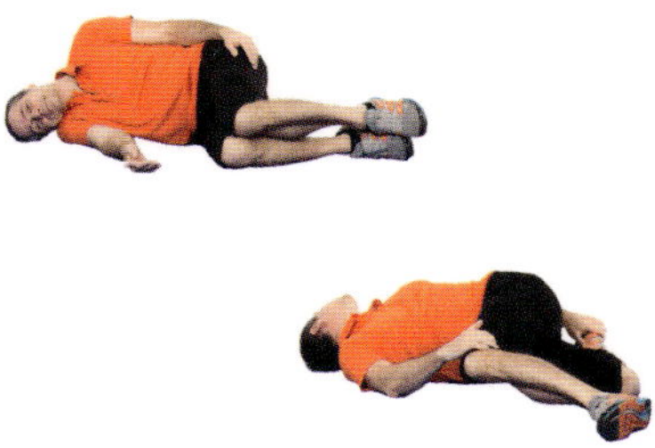

7 Liegender Knoten

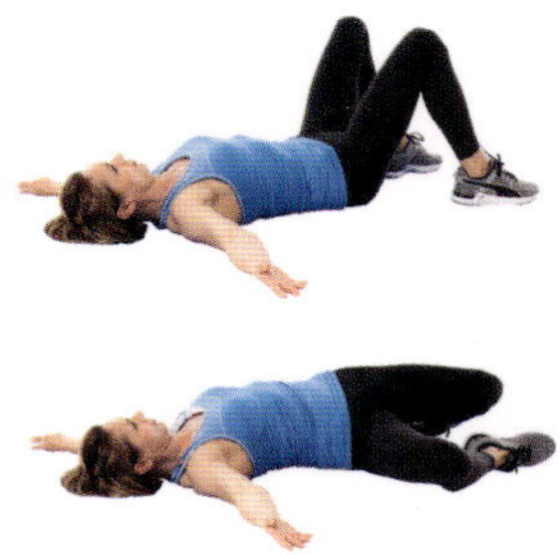

6 Lendenwirbelsäulen-mobilisation

12 Beweglich von Kopf bis Fuß für Profis 2

Trainingsdauer: 25 Min. | Benötigtes Hilfsmittel: Stab

1 2 **3**

	Übungen	Ausführung	Dauer/Wdh. je Seite	Sätze	Seiten-wechsel	Seite
1	Schultermobilisation mit Stab vor dem Körper	dynamisch	10 Wdh.	3		23
2	Tiefer Ausfallschritt mit Rotation	dynamisch	10 Wdh.	3	x	29
3	Herabschauender Hund aus dem Vierfüßlerstand	dynamisch	10 Wdh.	3		27
4	Liegende Rotation aus der Bauchlage	dynamisch	5 Wdh.	3		28
5	Liegender Knoten	statisch	90 Sek.	2	x	19
6	Lendenwirbelsäulenmobilisation	dynamisch	10 Wdh.	2		28

13 Mobile Wirbelsäule 1

Trainingsdauer: 25 Min.

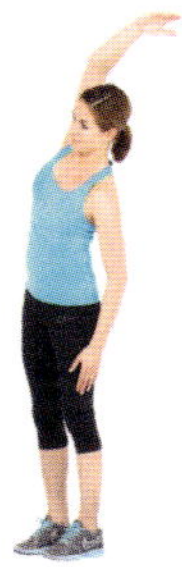

1 Seitliches Strecken

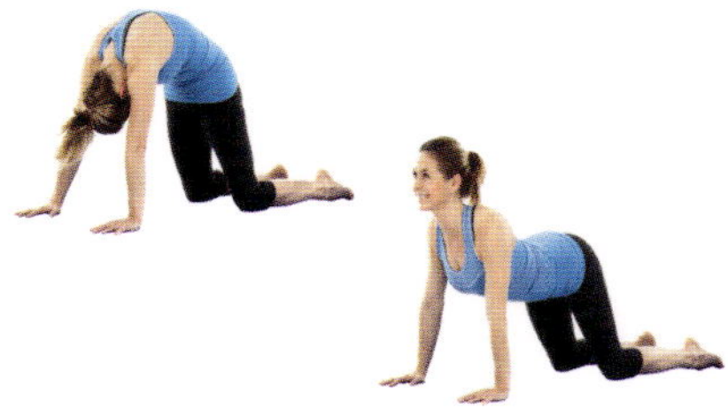

2 Wirbelsäulenmobilisation im Vierfüßlerstand

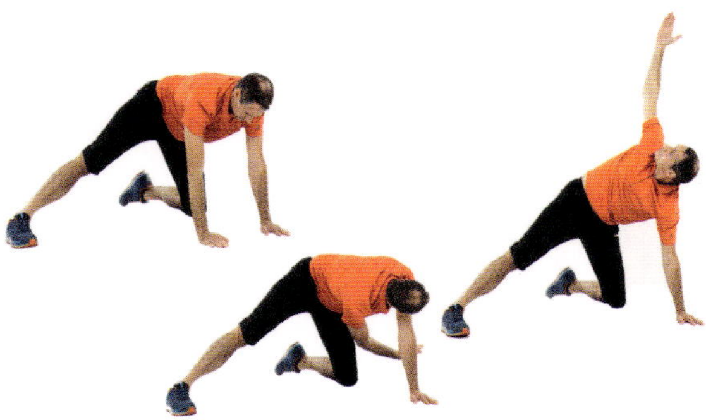

3 Rotation aus dem Vierfüßlerstand

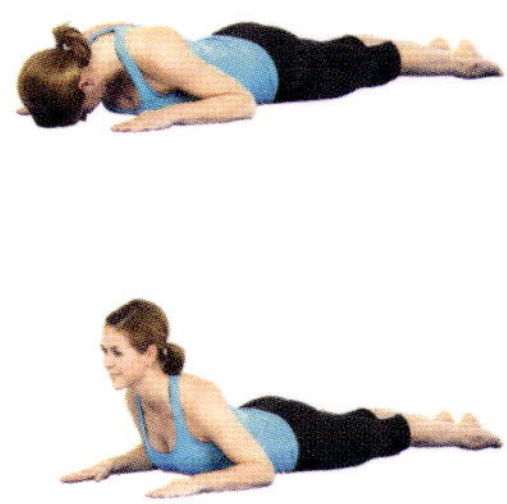

4 Brustwirbelsäulenmobilisation in der Bauchlage

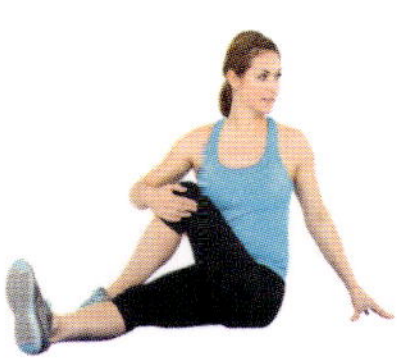

5 Sitzende Drehung

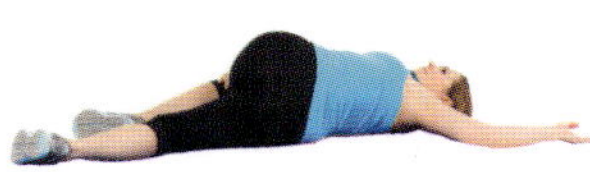

6 Liegende Rotation

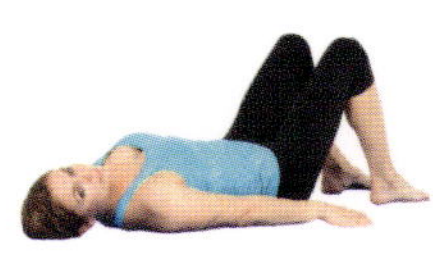

7 Nackenmobilisation in der Rückenlage

13 Mobile Wirbelsäule 1

Trainingsdauer: 25 Min.

1 2 3

	Übungen	Ausführung	Dauer/Wdh. je Seite	Sätze	Seitenwechsel	Seite
1	Seitliches Strecken	statisch	45 Sek.	2	x	13
2	Wirbelsäulenmobilisation im Vierfüßlerstand	dynamisch	10 Wdh.	2		25
3	Rotation aus dem Vierfüßlerstand	dynamisch	8 Wdh.	2	x	25
4	Brustwirbelsäulenmobilisation in der Bauchlage	dynamisch	10 Wdh.	2		28
5	Sitzende Drehung	statisch	45 Sek.	2	x	16
6	Liegende Rotation	statisch	45 Sek.	2	x	18
7	Nackenmobilisation in der Rückenlage	dynamisch	60 Sek.	2		23

14 Mobile Wirbelsäule 2

Trainingsdauer: 25 Min. | Benötigtes Hilfsmittel: Stuhl

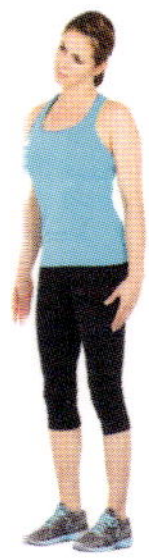

1 Nackenmuskeldehnung

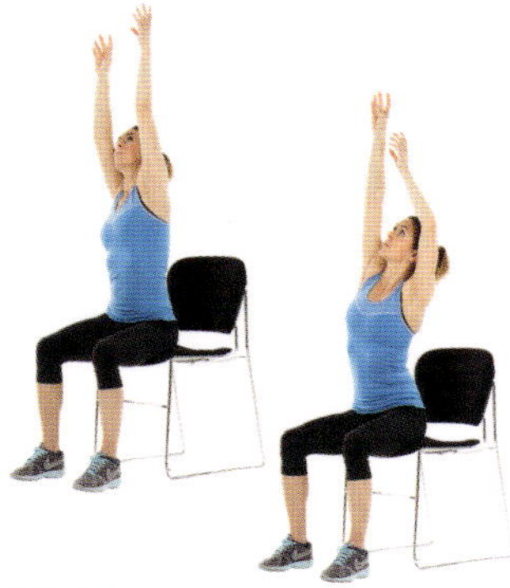

2 Rekeln im Sitzen

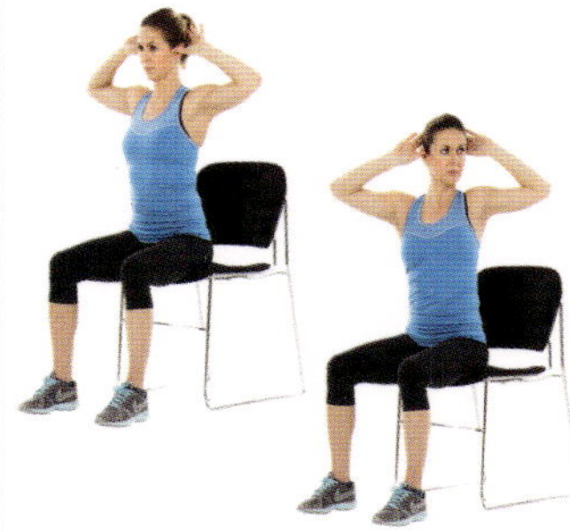

3 Oberkörperrotation im Sitzen

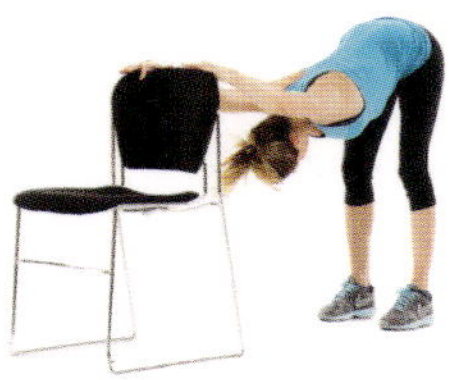

4 Rückendehnung mit Stuhl

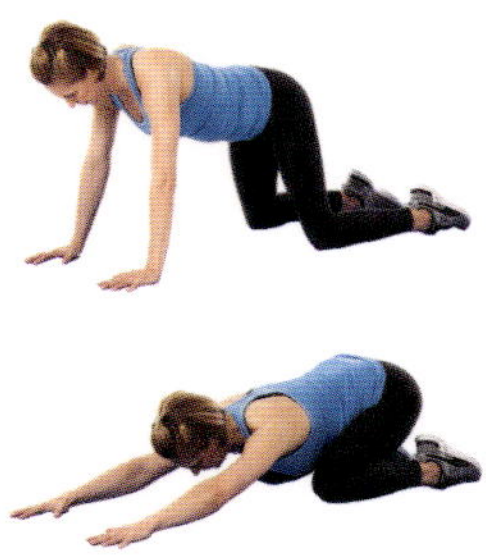

5 Schaukeln im Vierfüßlerstand

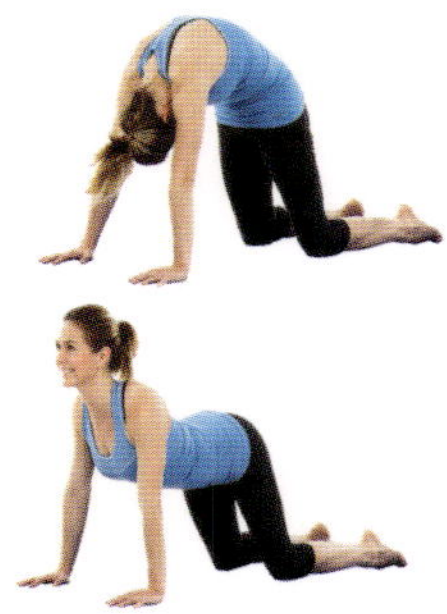

6 Wirbelsäulenmobilisation im Vierfüßlerstand

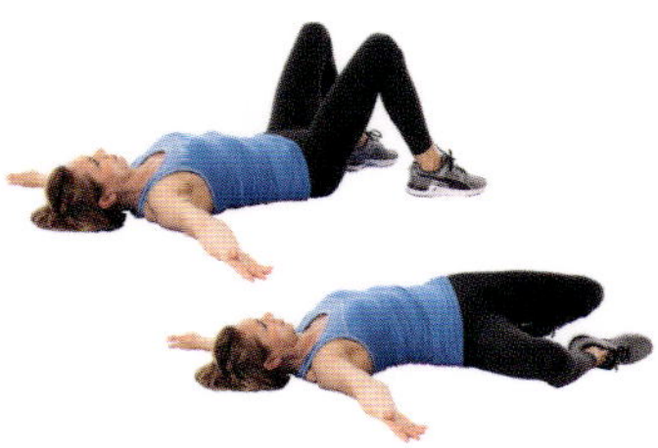

7 Lendenwirbelsäulenmobilisation

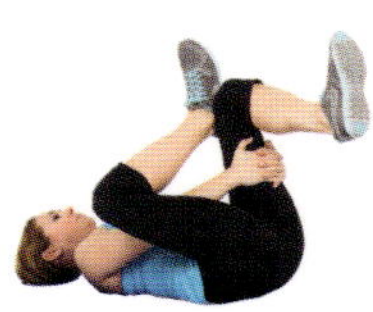

8 Liegende Gesäßdehnung

14 Mobile Wirbelsäule 2

Trainingsdauer: 25 Min. | Benötigtes Hilfsmittel: Stuhl

1 2 3

	Übungen	Ausführung	Dauer/Wdh. je Seite	Sätze	Seiten-wechsel	Seite
1	Nackenmuskeldehnung	statisch	45 Sek.	2	x	13
2	Rekeln im Sitzen	dynamisch	60 Sek.	2		22
3	Oberkörperrotation im Sitzen	dynamisch	8 Wdh.	2		21
4	Rückendehnung mit Stuhl	statisch	45 Sek.	2		21
5	Schaukeln im Vierfüßlerstand	dynamisch	10 Wdh.	2		26
6	Wirbelsäulenmobilisation im Vierfüßlerstand	dynamisch	10 Wdh.	2		25
7	Lendenwirbelsäulenmobilisation	dynamisch	8 Wdh.	2		28
8	Liegende Gesäßdehnung	statisch	60 Sek.	2	x	17

15 Mobile Wirbelsäule – Kurzprogramm

Trainingsdauer: 15 Min.

1 2 3

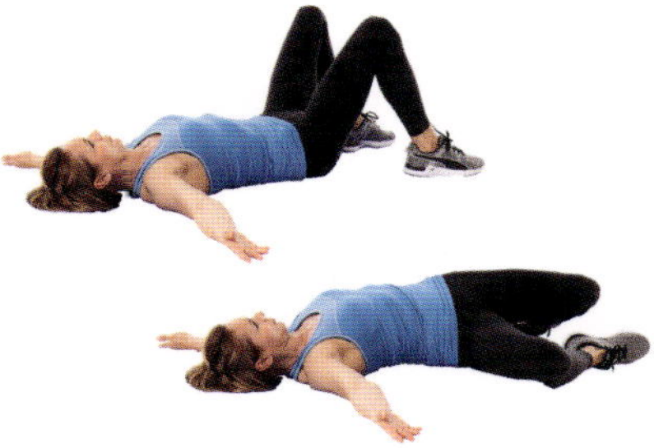

1 Lendenwirbelsäulen-mobilisation

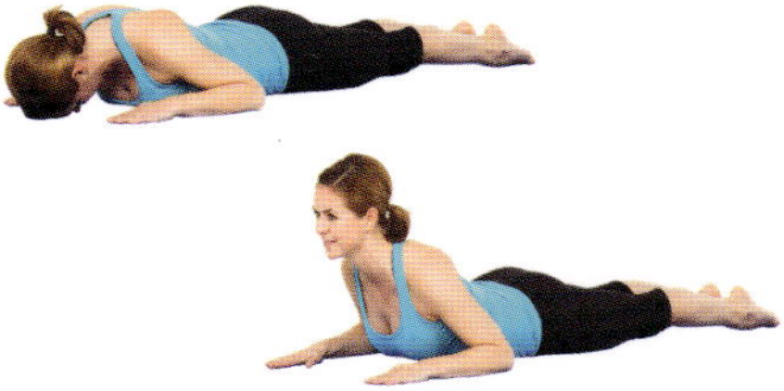

2 Brustwirbelsäulenmobilisation in der Bauchlage

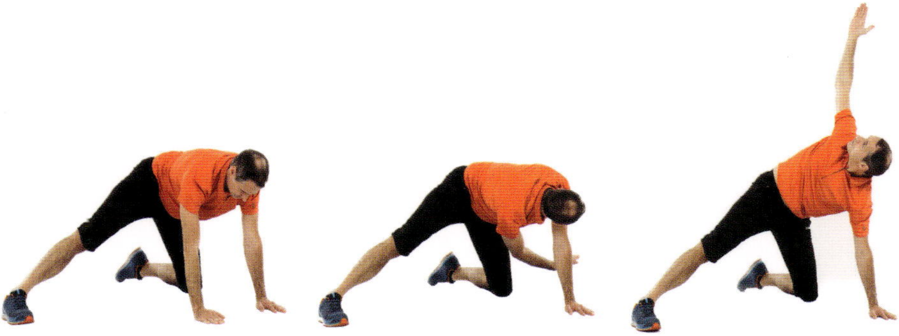

3 Rotation aus dem Vierfüßlerstand

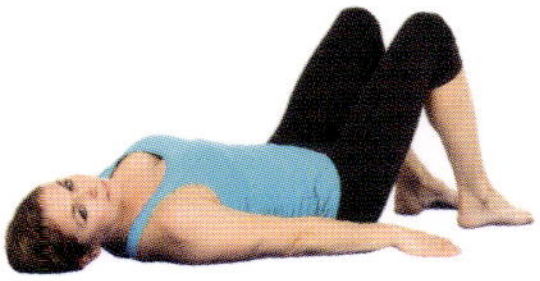

4 Nackenmobilisation in der Rückenlage

15 Mobile Wirbelsäule – Kurzprogramm

Trainingsdauer: 15 Min.

1 2 3

	Übungen	Ausführung	Dauer/Wdh. je Seite	Sätze	Seiten-wechsel	Seite
1	Lendenwirbelsäulenmobilisation	dynamisch	8 Wdh.	2		28
2	Brustwirbelsäulenmobilisation in der Bauchlage	dynamisch	10 Wdh.	2		28
3	Rotation aus dem Vierfüßlerstand	dynamisch	8 Wdh.	2	x	25
4	Nackenmobilisation in der Rückenlage	dynamisch	60 Sek.	2		23

16 Bewegliche Schultern 1

Trainingsdauer: 20 Min. | Benötigte Hilfsmittel: Stuhl

1 2 3

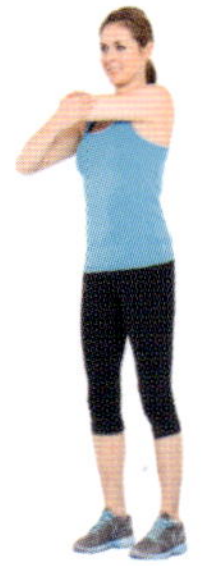

1 Dehnung der Schulteraußenseite

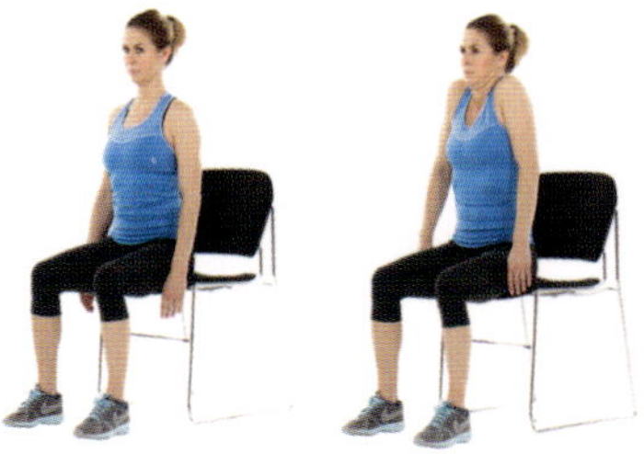

2 Schulterheben

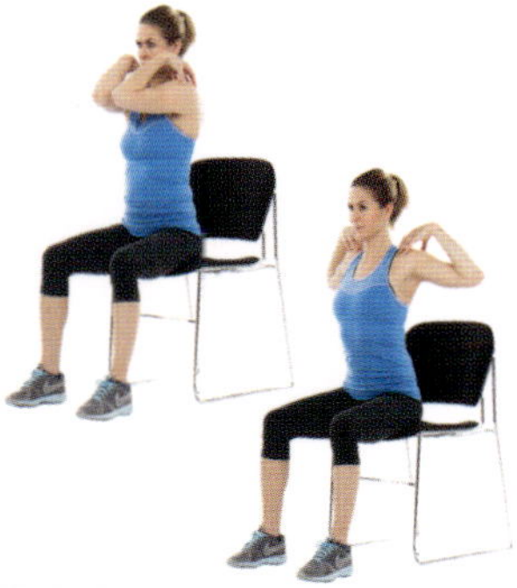

3 Schulteröffnen

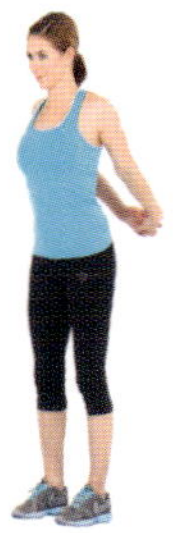

4 Brustmuskeldehnung

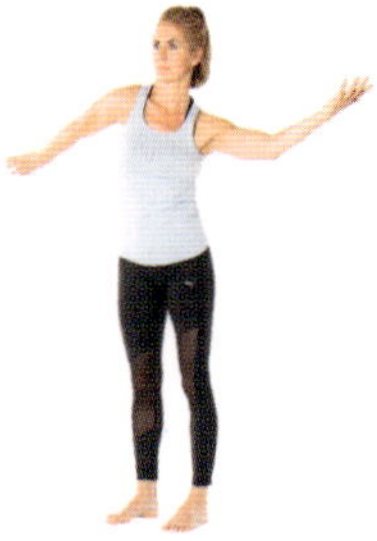

5 Schulteraußen- und -innenrotation

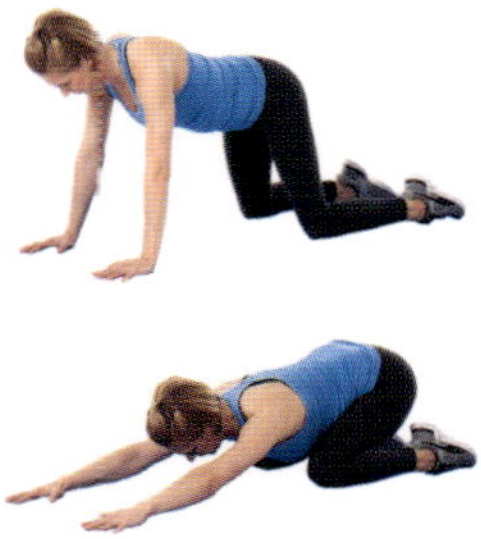

6 Schaukeln im Vierfüßlerstand

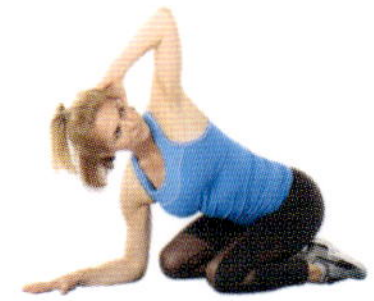

7 Rotation aus dem Fersensitz

16 Bewegliche Schultern 1

Trainingsdauer: 20 Min. | Benötigtes Hilfsmittel: Stuhl

1 2 3

	Übungen	Ausführung	Dauer/Wdh. je Seite	Sätze	Seiten-wechsel	Seite
1	Dehnung der Schulter-außenseite	statisch	45 Sek.	2	x	14
2	Schulterheben	dynamisch	10 Wdh.	2		20
3	Schulteröffnen	dynamisch	10 Wdh.	2		20
4	Brustmuskeldehnung	statisch	45 Sek.	2		13
5	Schulteraußen- und -innenrotation	dynamisch	8 Wdh.	2		24
6	Schaukeln im Vierfüßler-stand	dynamisch	10 Wdh.	2		26
7	Rotation aus dem Fer-sensitz	dynamisch	8 Wdh.	2	x	26

17 Bewegliche Schultern 2

Trainingsdauer: 20 Min. | Benötigtes Hilfsmittel: Stab

1 **2** 3

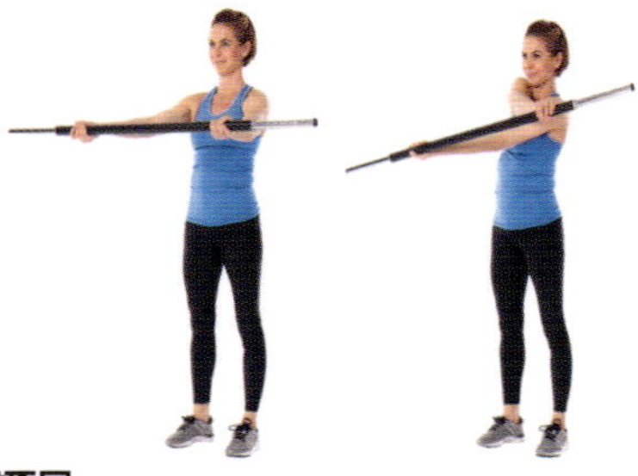

1 Schultermobilisation mit Stab vor dem Körper

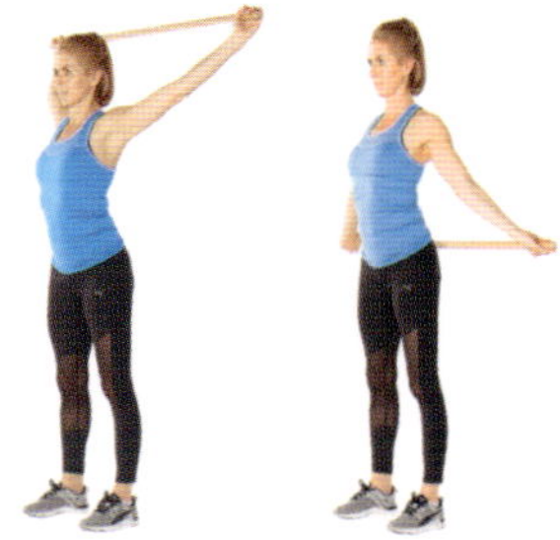

2 Schultermobilisation mit Stab hinter dem Körper

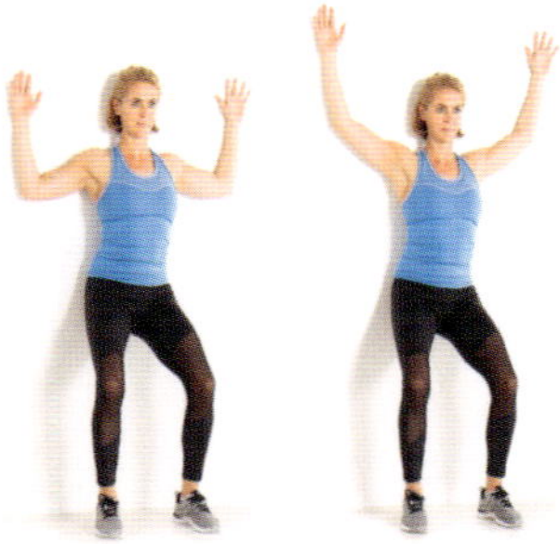

3 Schulteröffnen an der Wand

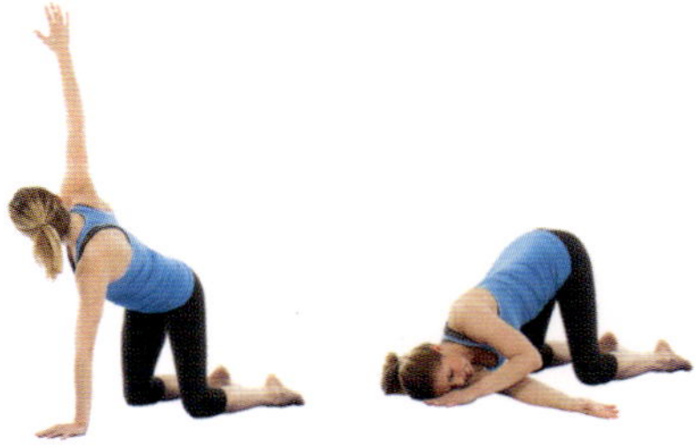

4 Dehnung der Schulteraußenseite aus dem Vierfüßlerstand

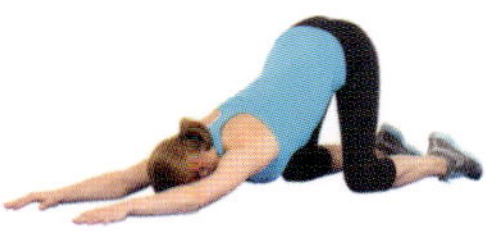

5 Brustmuskeldehnung aus dem Vierfüßlerstand

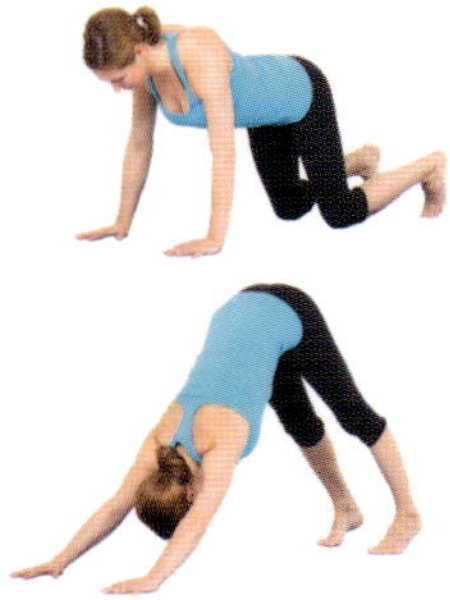

6 Herabschauender Hund aus dem Vierfüßlerstand

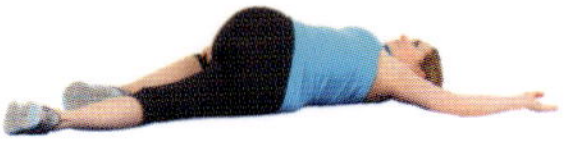

7 Liegende Rotation

17 Bewegliche Schultern 2

Trainingsdauer: 20 Min. | Benötigtes Hilfsmittel: Stab

1 **2** 3

	Übungen	Ausführung	Dauer/Wdh. je Seite	Sätze	Seiten-wechsel	Seite
1	Schultermobilisation mit Stab vor dem Körper	dynamisch	10 Wdh.	2		23
2	Schultermobilisation mit Stab hinter dem Körper	dynamisch	10 Wdh.	2		24
3	Schulteröffnen an der Wand	dynamisch	10 Wdh.	2		24
4	Dehnung der Schulter-außenseite aus dem Vierfüßlerstand	statisch	60 Sek.	2	x	14
5	Brustmuskeldehnung aus dem Vierfüßlerstand	statisch	60 Sek.	2		14
6	Herabschauender Hund aus dem Vierfüßlerstand	dynamisch	10 Wdh.	2		27
7	Liegende Rotation	statisch	90 Sek.	1	x	18

18 Entspannter Schulter-Nacken-Bereich 1

Trainingsdauer: 20 Min. | Benötigtes Hilfsmittel: Stuhl

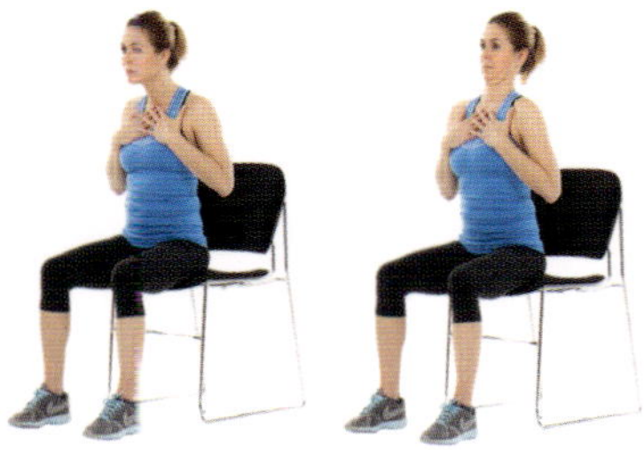

1 Nackenmobilisation

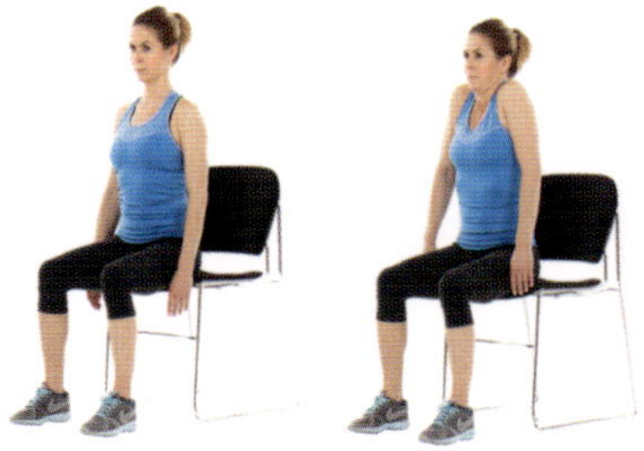

2 Schulterheben

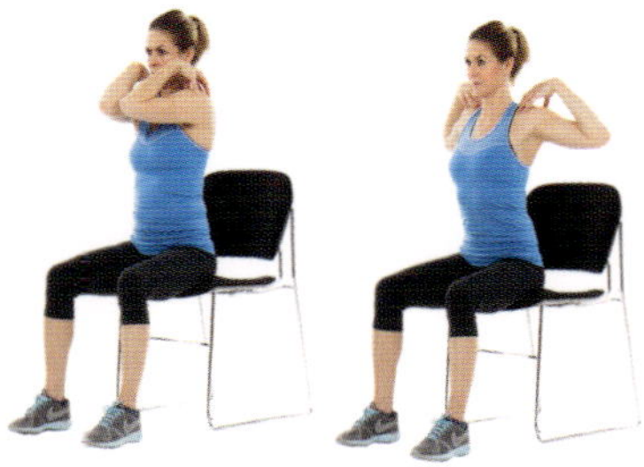

3 Schulteröffnen

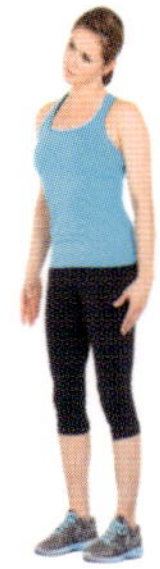

4 Nackenmuskeldehnung

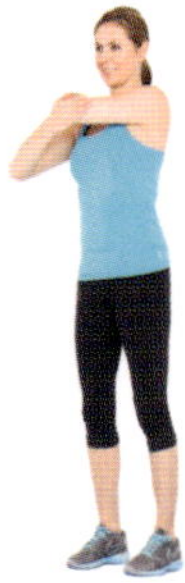

5 Dehnung der Schulteraußenseite

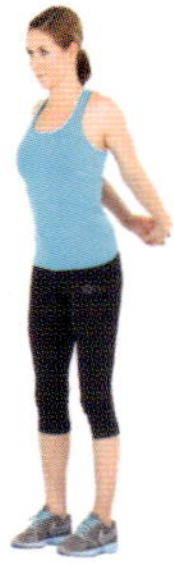

6 Brustmuskeldehnung

18 Entspannter Schulter-Nacken-Bereich 1

Trainingsdauer: 20 Min. | Benötigtes Hilfsmittel: Stuhl

1 2 3

	Übungen	Ausführung	Dauer/Wdh. je Seite	Sätze	Seiten-wechsel	Seite
1	Nackenmobilisation	dynamisch	10 Wdh.	2		21
2	Schulterheben	dynamisch	10 Wdh.	2		20
3	Schulteröffnen	dynamisch	10 Wdh.	2		20
4	Nackenmuskeldehnung	statisch	45 Sek.	2	x	13
5	Dehnung der Schulter-außenseite	statisch	45 Sek.	2	x	14
6	Brustmuskeldehnung	statisch	45 Sek.	2		13

19 Entspannter Schulter-Nacken-Bereich 2

Trainingsdauer: 20 Min.

1 2 3

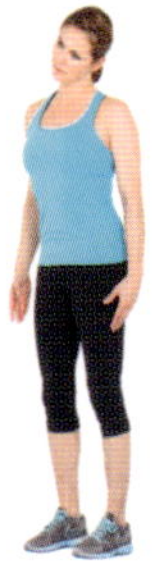

1 Nackenmuskeldehnung

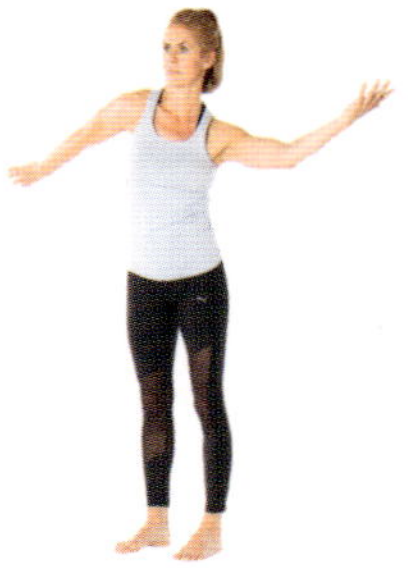

2 Schulteraußen- und -innenrotation

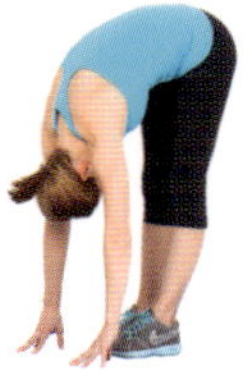

3 Stehende Vorbeuge

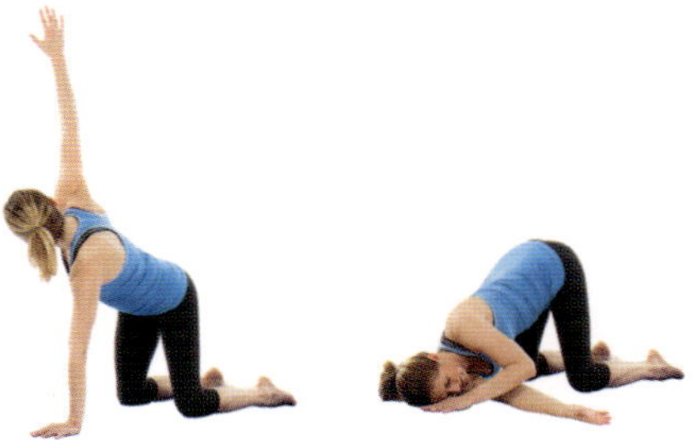

4 Dehnung der Schulteraußenseite aus dem Vierfüßlerstand

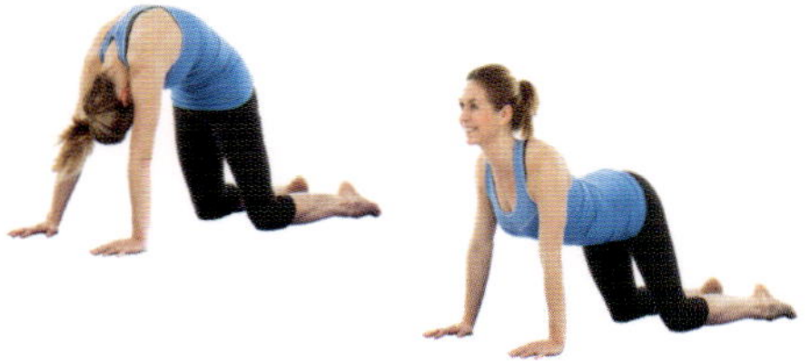

5 Wirbelsäulenmobilisation im Vierfüßlerstand

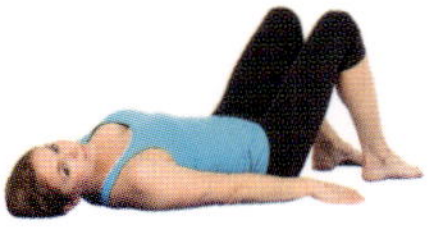

6 Nackenmobilisation in der Rückenlage

19 Entspannter Schulter-Nacken-Bereich 2

Trainingsdauer: 20 Min.

1 **2** 3

	Übungen	Ausführung	Dauer/Wdh. je Seite	Sätze	Seiten-wechsel	Seite
1	Nackenmuskeldehnung	statisch	60 Sek.	2	x	13
2	Schulteraußen- und -innenrotation	dynamisch	10 Wdh.	2		24
3	Stehende Vorbeuge	statisch	60 Sek.	2		16
4	Dehnung der Schulteraußenseite aus dem Vierfüßlerstand	statisch	60 Sek.	2	x	14
5	Wirbelsäulenmobilisation im Vierfüßlerstand	dynamisch	10 Wdh.	2		25
6	Nackenmobilisation in der Rückenlage	dynamisch	60 Sek.	2		23

20 Freie Hüften 1

Trainingsdauer: 25 Min.

1 2 3

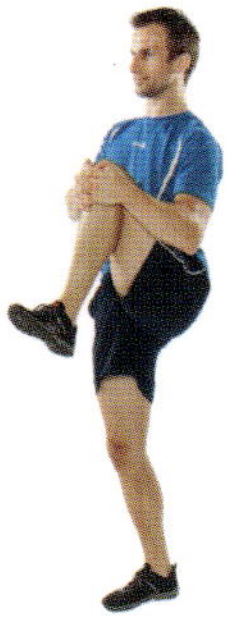

1 Hüftmobilisation im Gehen

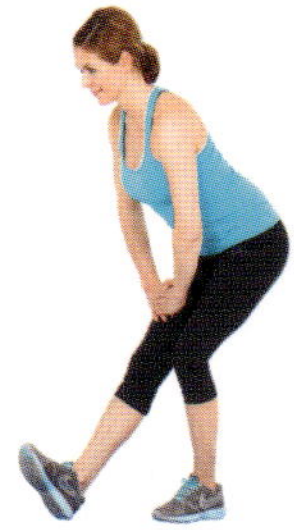

2 Stehende Dehnung der Beinrückseite

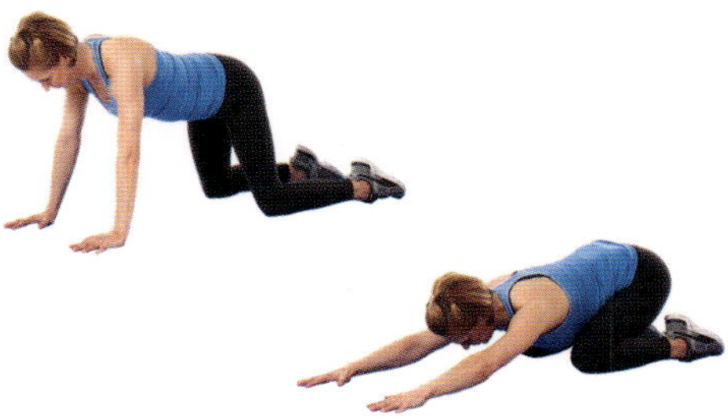

3 Schaukeln im Vierfüßlerstand

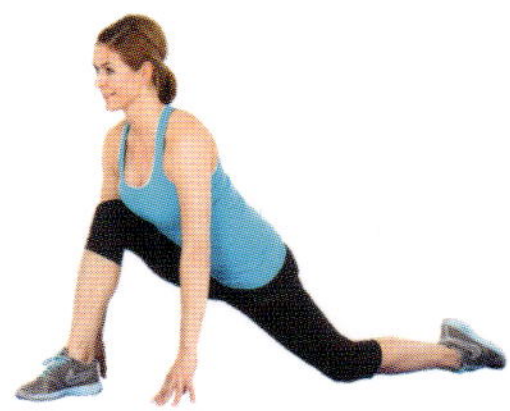

4 Tiefer Ausfallschritt

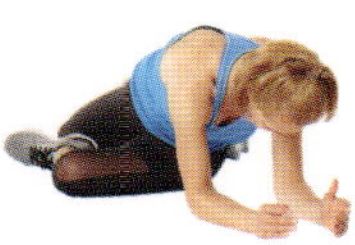

5 Hüftdehnung aus dem Hürdensitz

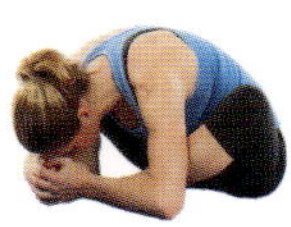

6 Schmetterlingssitz mit Vorbeuge

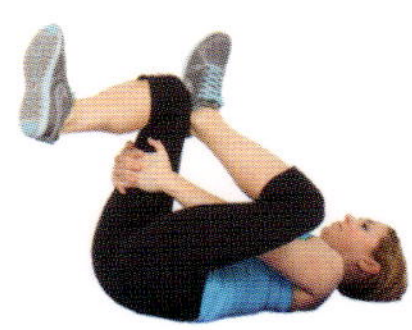

7 Liegende Gesäßdehnung

20 Freie Hüften 1

Trainingsdauer: 25 Min.

1 2 3

	Übungen	Ausführung	Dauer/Wdh. je Seite	Sätze	Seiten-wechsel	Seite
1	Hüftmobilisation im Gehen	dynamisch	5 Wdh.	2		29
2	Stehende Dehnung der Beinrückseite	statisch	45 Sek.	2	x	17
3	Schaukeln im Vierfüßler-stand	dynamisch	10 Wdh.	2		26
4	Tiefer Ausfallschritt	statisch	45 Sek.	2	x	15
5	Hüftdehnung aus dem Hürdensitz	statisch	45 Sek.	2	x	18
6	Schmetterlingssitz mit Vorbeuge	statisch	45 Sek.	2		16
7	Liegende Gesäßdehnung	statisch	90 Sek.	1	x	17

21 Freie Hüften 2

Trainingsdauer: 25 Min.

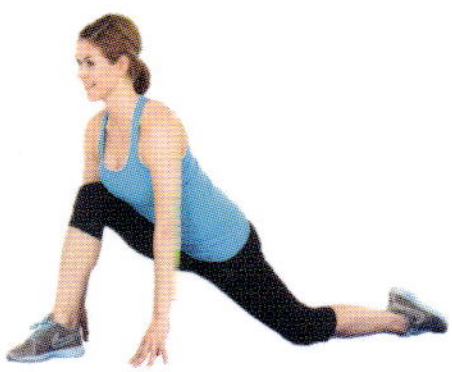

1 Tiefer Ausfallschritt

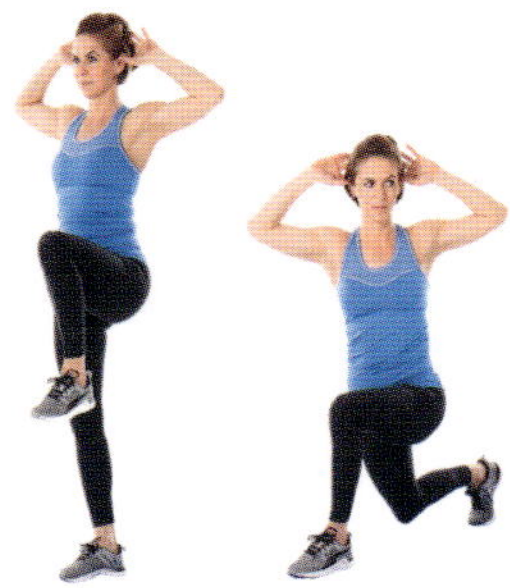

2 Hoher Ausfallschritt mit Rotation

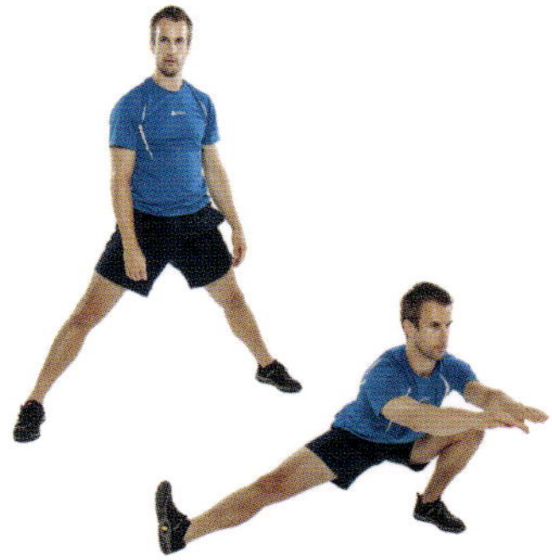

3 Seitlicher Ausfallschritt

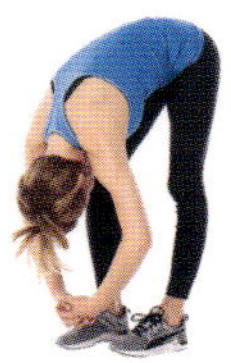

4 Knie beugen und strecken in der Vorbeuge

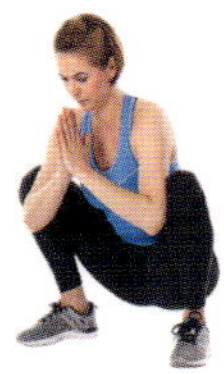

5 Tiefe Hocke

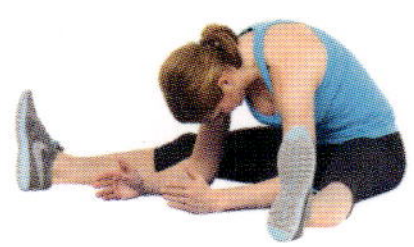

6 Grätsche mit Vorbeuge

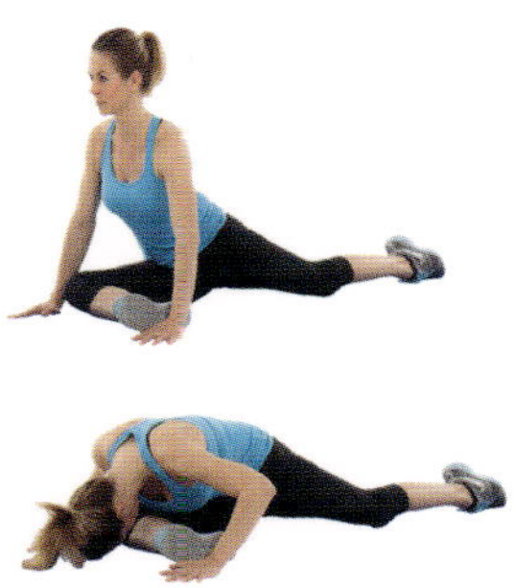

7 Taube

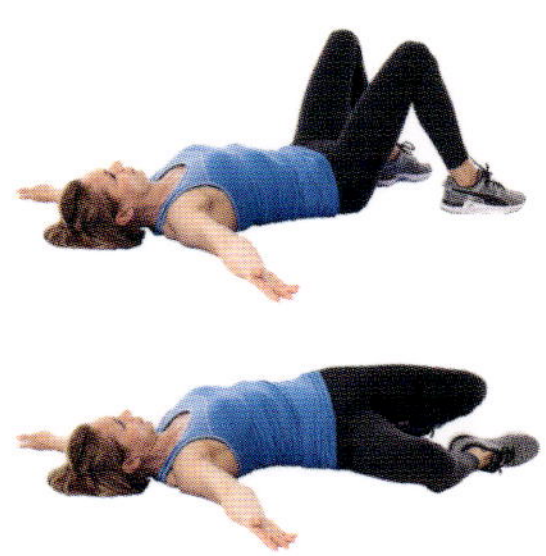

8 Lendenwirbelsäulenmobilisation

21 Freie Hüften 2

Trainingsdauer: 25 Min.

1 2 3

	Übungen	Ausführung	Dauer/Wdh. je Seite	Sätze	Seitenwechsel	Seite
1	Tiefer Ausfallschritt	statisch	60 Sek.	2	x	15
2	Hoher Ausfallschritt mit Rotation	dynamisch	10 Wdh.	2		29
3	Seitlicher Ausfallschritt	dynamisch	10 Wdh.	2		30
4	Knie beugen und strecken in der Vorbeuge	statisch	60 Sek.	2		26
5	Tiefe Hocke	statisch	60 Sek.	2		15
6	Grätsche mit Vorbeuge	statisch	60 Sek.	2		16
7	Taube	statisch	60 Sek.	2	x	18
8	Lendenwirbelsäulenmobilisation	dynamisch	90 Sek.	1		28

22 Linderung von Ischiasbeschwerden

Trainingsdauer: 20 Min.

1 2 3

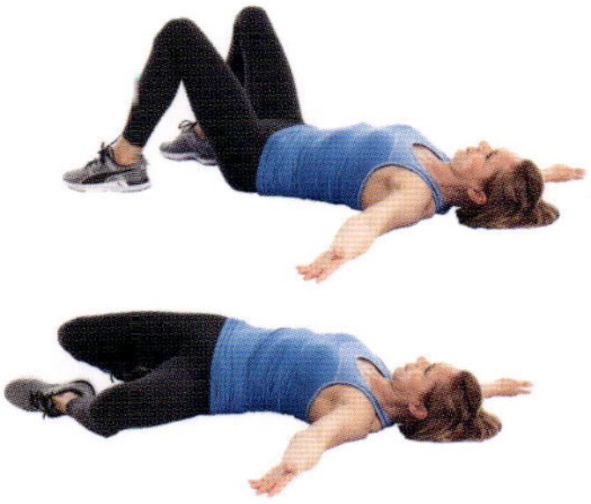

1 Lendenwirbelsäulenmobilisation

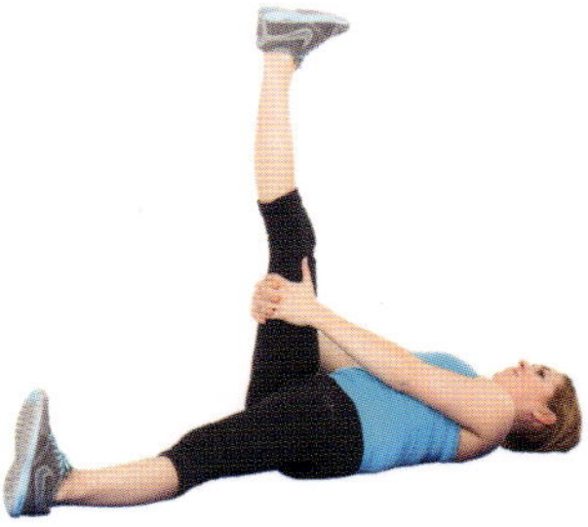

2 Dehnung der Beinrückseite in der Rückenlage

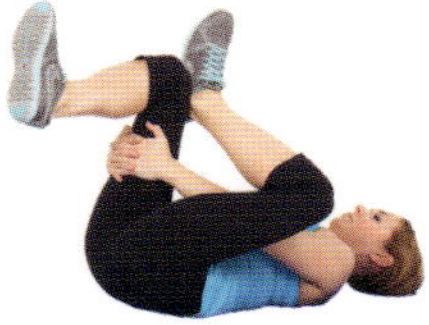

3 Liegende Gesäßdehnung

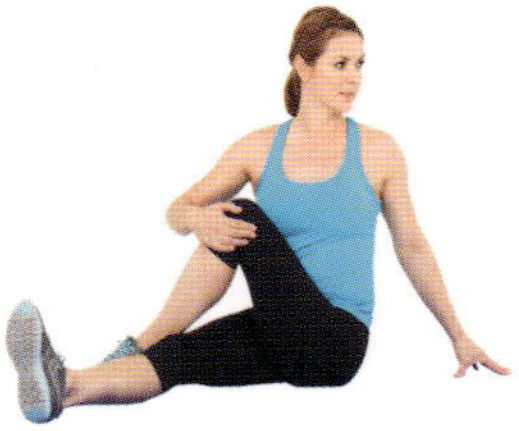

4 Sitzende Drehung

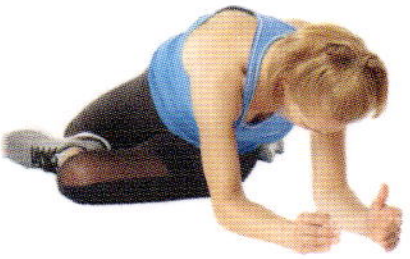

5 Hüftdehnung aus dem Hürdensitz

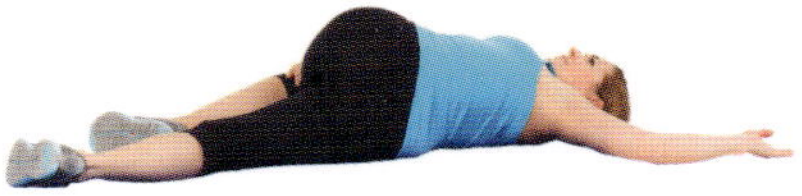

6 Liegende Rotation

22 Linderung von Ischias-beschwerden

Trainingsdauer: 20 Min.

1 2 3

	Übungen	Ausführung	Dauer/Wdh. je Seite	Sätze	Seiten-wechsel	Seite
1	Lendenwirbelsäulenmobilisation	dynamisch	60 Sek.	2		28
2	Dehnung der Beinrückseite in der Rückenlage	statisch	45 Sek.	2	x	17
3	Liegende Gesäßdehnung	statisch	45 Sek.	2	x	17
4	Sitzende Drehung	statisch	45 Sek.	2	x	16
5	Hüftdehnung aus dem Hürdensitz	statisch	45 Sek.	2	x	18
6	Liegende Rotation	statisch	90 Sek.	1	x	18

23 Für bewegliche und entspannte Beinrückseiten

Trainingsdauer: 20 Min.

1 **2** 3

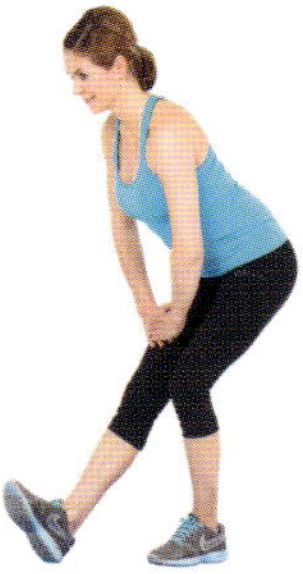

1 Stehende Dehnung der Beinrückseite

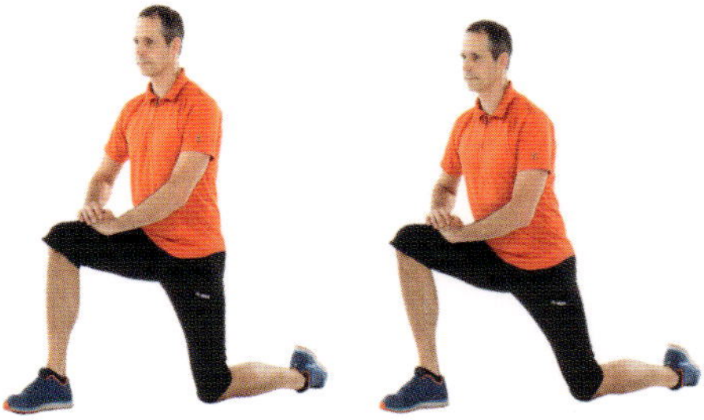

2 Sprunggelenkdehnung

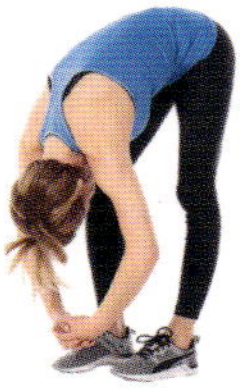

3 Knie beugen und strecken in der Vorbeuge

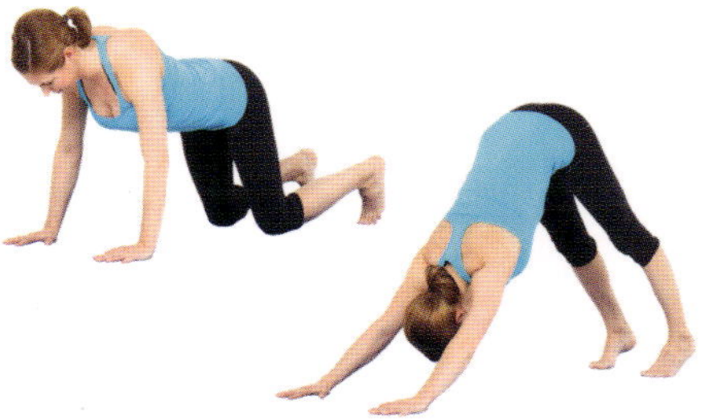

4 Herabschauender Hund aus dem Vierfüßlerstand

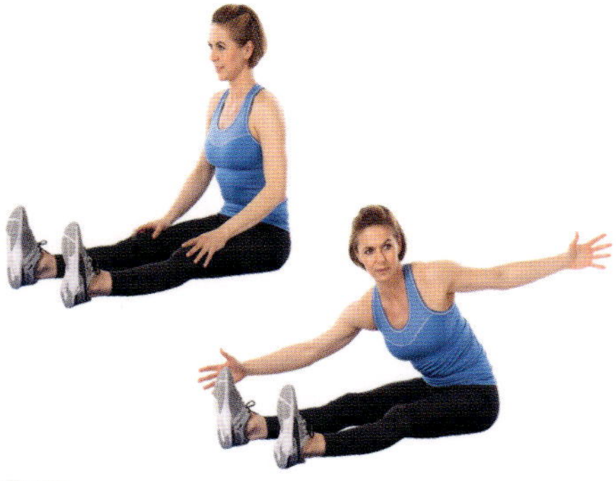

5 Sitzende Vorbeuge mit Rotation

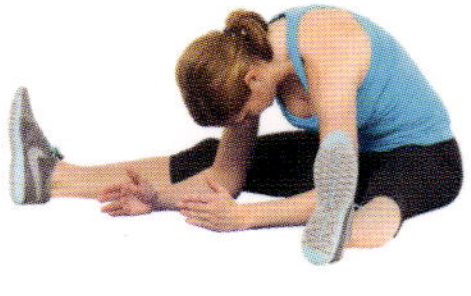

6 Grätsche mit Vorbeuge

23 Für bewegliche und entspannte Beinrückseiten

Trainingsdauer: 20 Min.

1 **2** 3

	Übungen	Ausführung	Dauer/Wdh. je Seite	Sätze	Seiten-wechsel	Seite
1	Stehende Dehnung der Beinrückseite	statisch	60 Sek.	2	x	17
2	Sprunggelenkdehnung	statisch	60 Sek.	2	x	19
3	Knie beugen und strecken in der Vorbeuge	dynamisch	60 Sek.	2		26
4	Herabschauender Hund aus dem Vierfüßlerstand	dynamisch	10 Wdh.	2		27
5	Sitzende Vorbeuge mit Rotation	dynamisch	10 Wdh.	2		27
6	Grätsche mit Vorbeuge	statisch	60 Sek.	2		16

24 Verspannungen lösen am Arbeitsplatz

Trainingsdauer: 20 Min. | Benötigtes Hilfsmittel: Stuhl

1 2 3

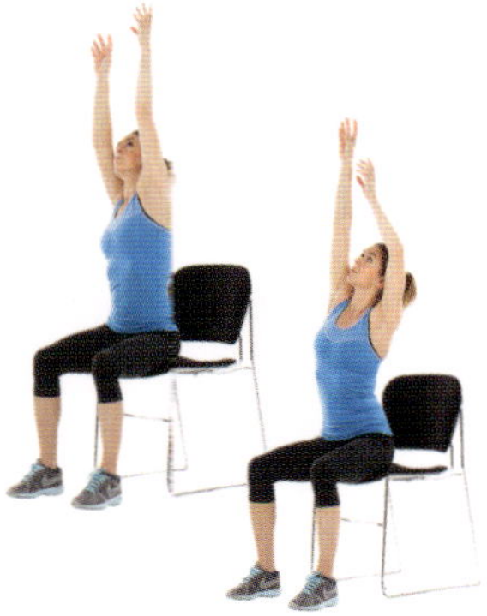

1 Rekeln im Sitzen

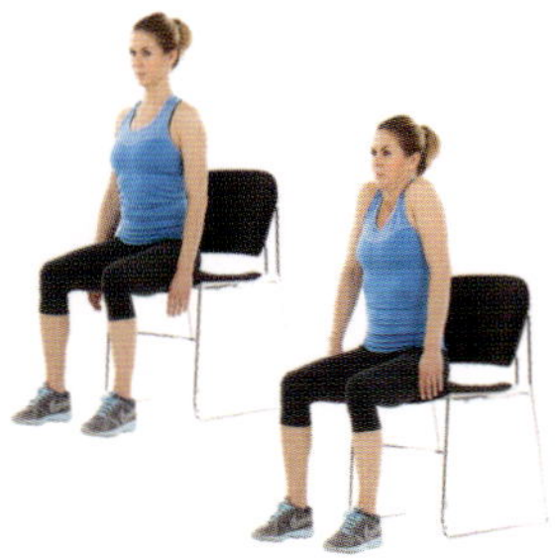

2 Schulterheben

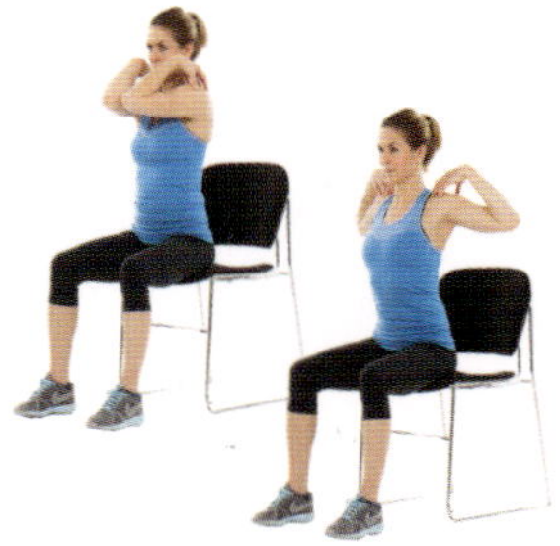

3 Schulteröffnen

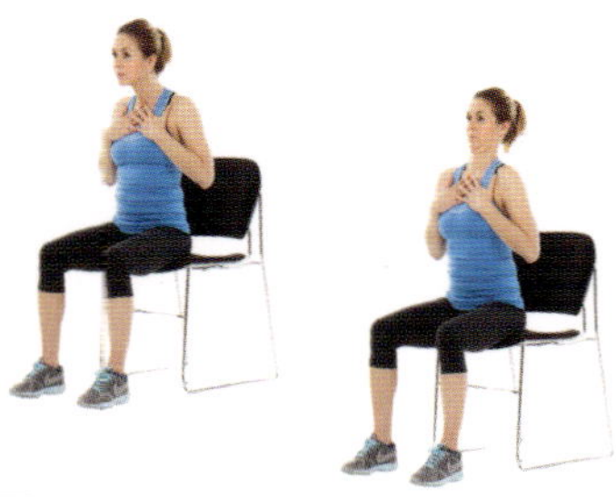

4 Nackenmobilisation

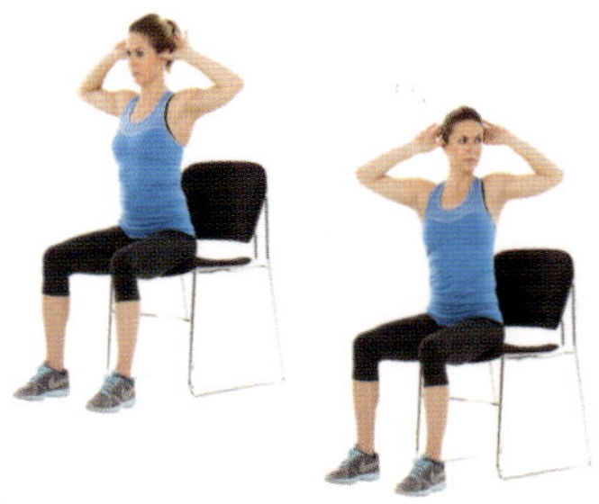

5 Oberkörperrotation im Sitzen

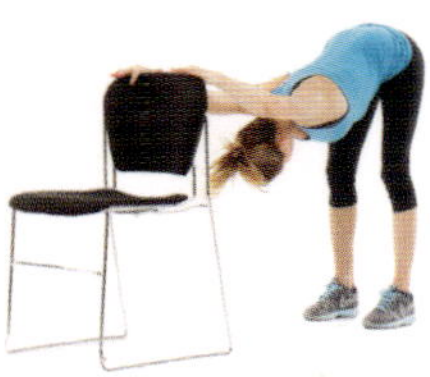

6 Rückendehnung mit Stuhl

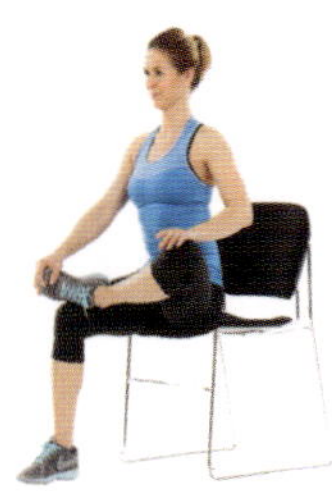

7 Hüftöffnen im Sitzen

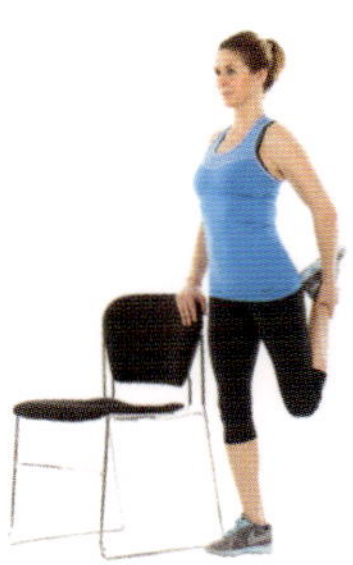

8 Dehnung der Oberschenkelvorderseite

24 Verspannungen lösen am Arbeitsplatz

Trainingsdauer: 20 Min. | Benötigtes Hilfsmittel: Stuhl

1 2 3

	Übungen	Ausführung	Dauer/Wdh. je Seite	Sätze	Seiten-wechsel	Seite
1	Rekeln im Sitzen	dynamisch	60 Sek.	2		22
2	Schulterheben	dynamisch	10 Wdh.	2		20
3	Schulteröffnen	dynamisch	10 Wdh.	2		20
4	Nackenmobilisation	dynamisch	10 Wdh.	2		21
5	Oberkörperrotation im Sitzen	dynamisch	8 Wdh.	2		21
6	Rückendehnung mit Stuhl	statisch	45 Sek.	2		21
7	Hüftöffnen im Sitzen	statisch	45 Sek.	2	x	22
8	Dehnung der Oberschen-kelvorderseite	statisch	45 Sek.	2	x	22

25 Schnell wieder beweglich am Arbeitsplatz

Trainingsdauer: 10 Min. | Benötigtes Hilfsmittel: Stuhl

1 2 3

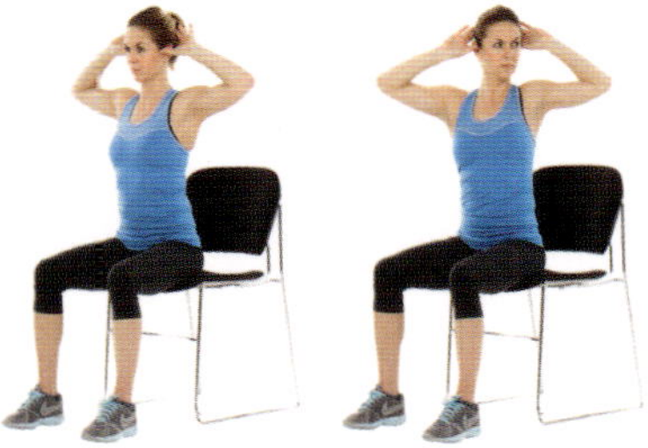

1 Oberkörperrotation im Sitzen

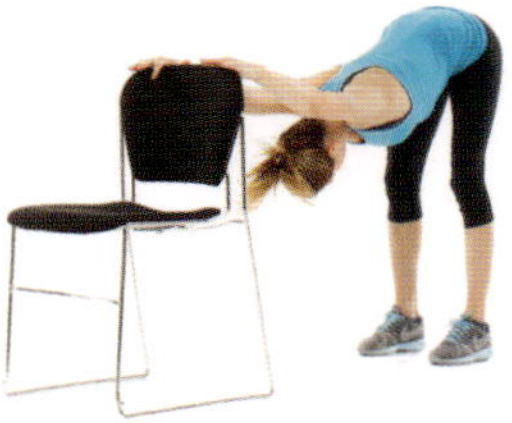

2 Rückendehnung mit Stuhl

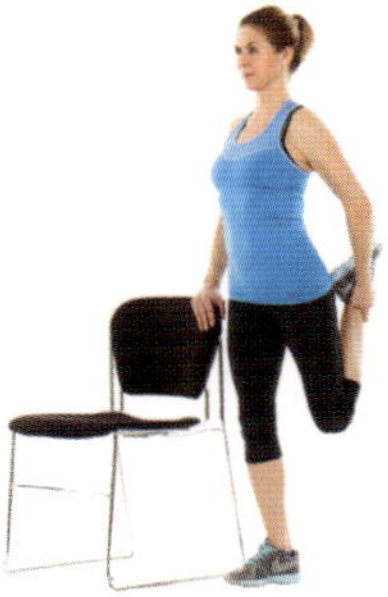

3 Dehnung der Oberschenkelvorderseite

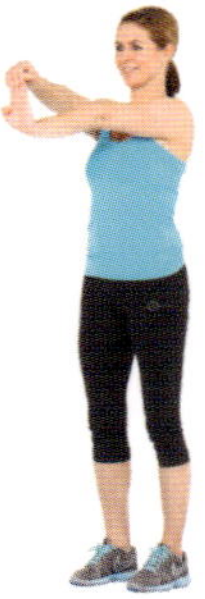

4 Handgelenkdehnung

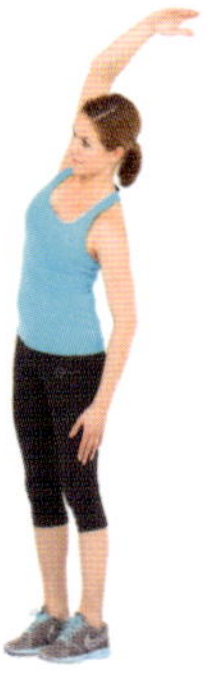

5 Seitliches Strecken

25 Schnell wieder beweglich am Arbeitsplatz

Trainingsdauer: 10 Min. | Benötigtes Hilfsmittel: Stuhl

1 2 3

	Übungen	Ausführung	Dauer/Wdh. je Seite	Sätze	Seitenwechsel	Seite
1	Oberkörperrotation im Sitzen	dynamisch	8 Wdh.	2		21
2	Rückendehnung mit Stuhl	statisch	45 Sek.	2		21
3	Dehnung der Oberschenkelvorderseite	statisch	45 Sek.	1	x	22
4	Handgelenkdehnung	statisch	45 Sek.	1	x	13
5	Seitliches Strecken	statisch	45 Sek.	1	x	13

26 Nackenentspannung am Arbeitsplatz

Trainingsdauer: 15 Min. | Benötigtes Hilfsmittel: Stuhl

1 2 3

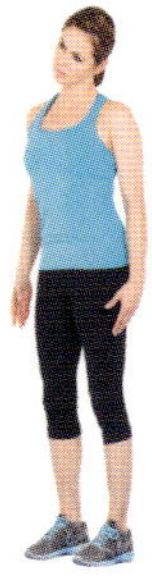

1 Nackenmuskeldehnung

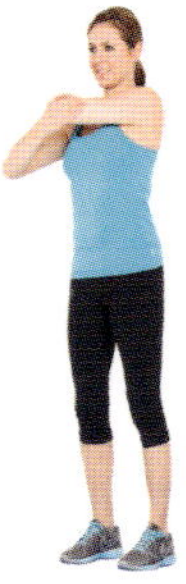

2 Dehnung der Schulteraußenseite

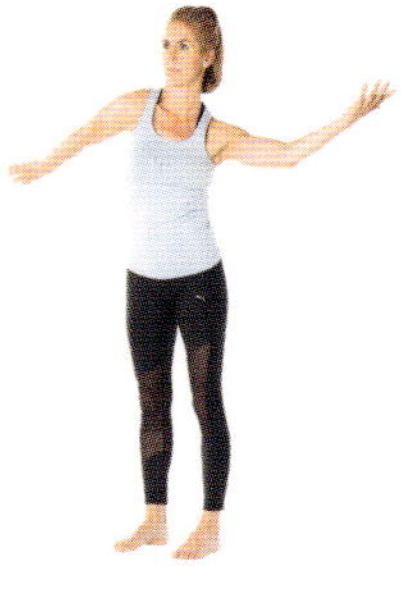

3 Schulteraußen- und -innenrotation

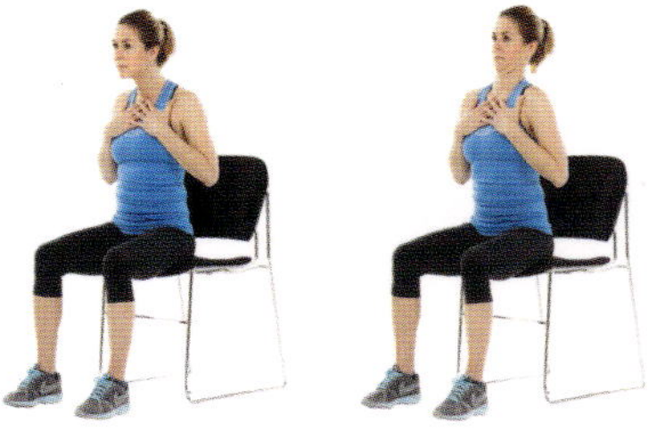

4 Nackenmobilisation

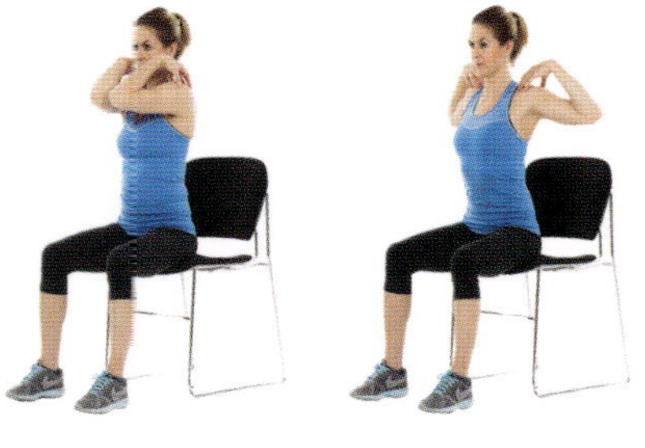

5 Schulteröffnen

26 Nackenentspannung am Arbeitsplatz

Trainingsdauer: 15 Min. | Benötigtes Hilfsmittel: Stuhl

1 2 3

	Übungen	Ausführung	Dauer/Wdh. je Seite	Sätze	Seitenwechsel	Seite
1	Nackenmuskeldehnung	statisch	45 Sek.	2	x	13
2	Dehnung der Schulteraußenseite	statisch	45 Sek.	2	x	14
3	Schulteraußen- und -innenrotation	dynamisch	8 Wdh.	2		24
4	Nackenmobilisation	dynamisch	10 Wdh.	2		21
5	Schulteröffnen	dynamisch	10 Wdh.	2		20

27 Entspannter Feierabend für Vielsitzende

Trainingsdauer: 25 Min.

1 2 3

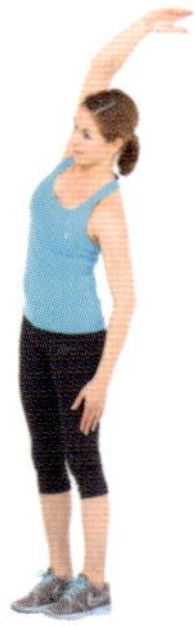

1 Seitliches Strecken

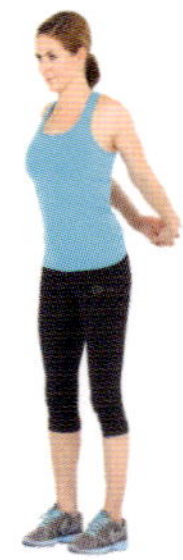

2 Brustmuskeldehnung

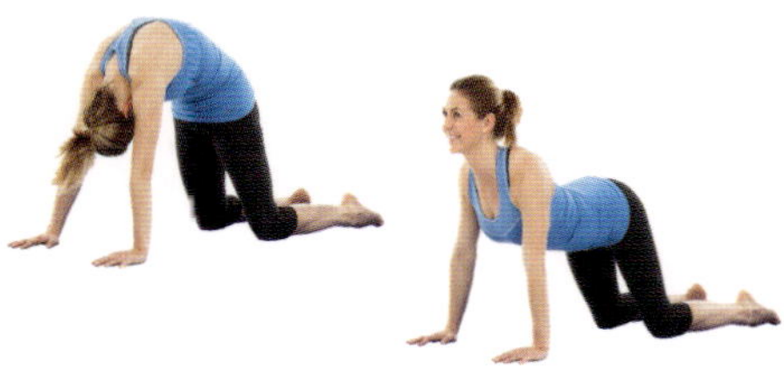

3 Wirbelsäulenmobilisation im Vierfüßlerstand

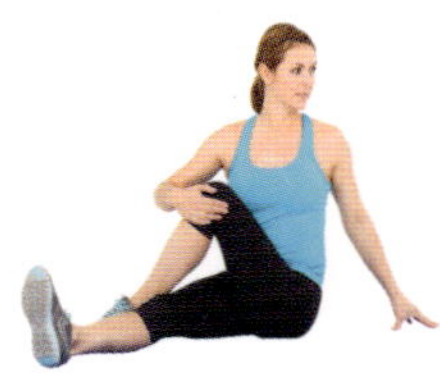

4 Sitzende Drehung

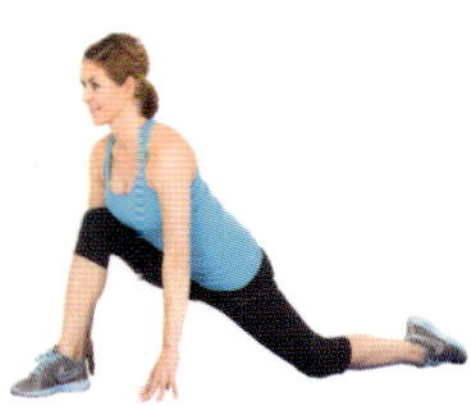

5 Tiefer Ausfallschritt

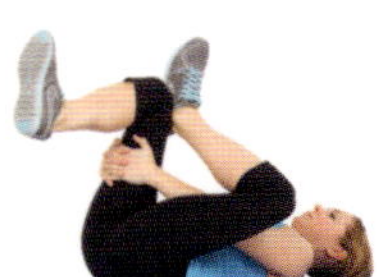

6 Liegende Gesäßdehnung

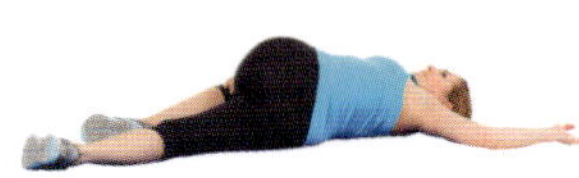

7 Liegende Rotation

27 Entspannter Feierabend für Vielsitzende

Trainingsdauer: 25 Min.

1 2 3

	Übungen	Ausführung	Dauer/Wdh. je Seite	Sätze	Seiten-wechsel	Seite
1	Seitliches Strecken	statisch	45 Sek.	2	x	13
2	Brustmuskeldehnung	statisch	45 Sek.	2		13
3	Wirbelsäulenmobilisation im Vierfüßlerstand	dynamisch	10 Wdh.	2		25
4	Sitzende Drehung	statisch	45 Sek.	2	x	16
5	Tiefer Ausfallschritt	statisch	45 Sek.	2	x	15
6	Liegende Gesäßdehnung	statisch	45 Sek.	2	x	17
7	Liegende Rotation	statisch	45 Sek.	2	x	18

28 Für eine aufrechte Haltung 1

Trainingsdauer: 20 Min.

1 2 3

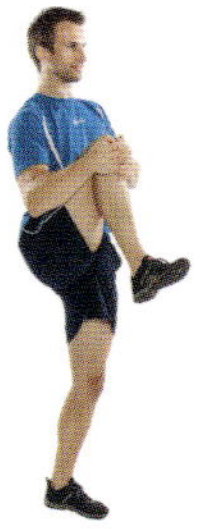

1 Hüftmobilisation im Gehen

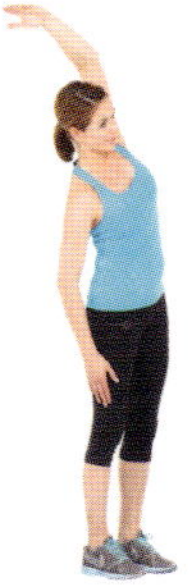

2 Seitliches Strecken

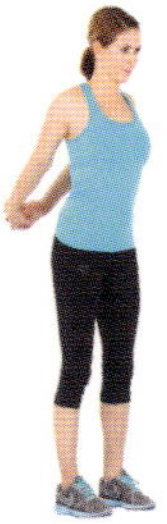

3 Brustmuskeldehnung

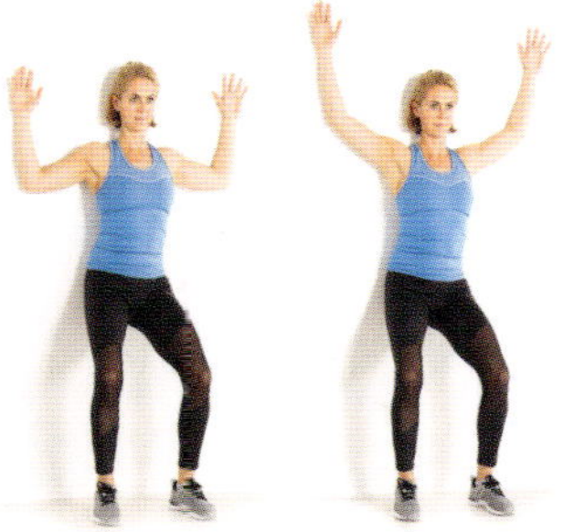

4 Schulteröffnen an der Wand

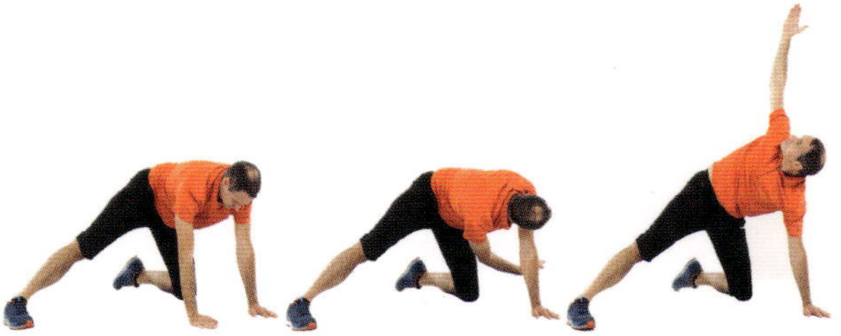

5 Rotation aus dem Vierfüßlerstand

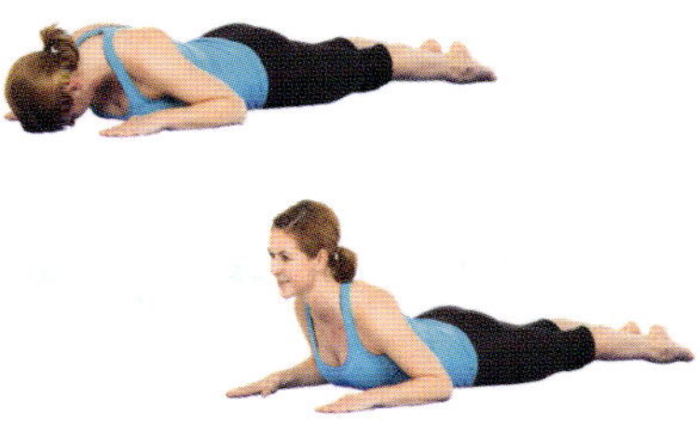

6 Brustwirbelsäulenmobilisation in der Bauchlage

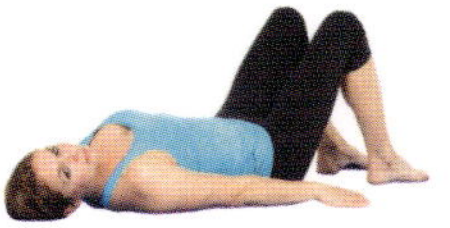

7 Nackenmobilisation in der Rückenlage

28 Für eine aufrechte Haltung 1

Trainingsdauer: 20 Min.

1 2 3

	Übungen	Ausführung	Dauer/Wdh. je Seite	Sätze	Seiten-wechsel	Seite
1	Hüftmobilisation im Gehen	dynamisch	5 Wdh.	2		29
2	Seitliches Strecken	statisch	45 Sek.	2	x	13
3	Brustmuskeldehnung	statisch	45 Sek.	2		13
4	Schulteröffnen an der Wand	dynamisch	10 Wdh.	2		24
5	Rotation aus dem Vier-füßlerstand	dynamisch	10 Wdh.	2	x	25
6	Brustwirbelsäulenmobi-lisation in der Bauchlage	dynamisch	10 Wdh.	2		28
7	Nackenmobilisation in der Rückenlage	dynamisch	60 Sek.	2		23

29 Für eine aufrechte Haltung 2

Trainingsdauer: 20 Min. | Benötigtes Hilfsmittel: Stab

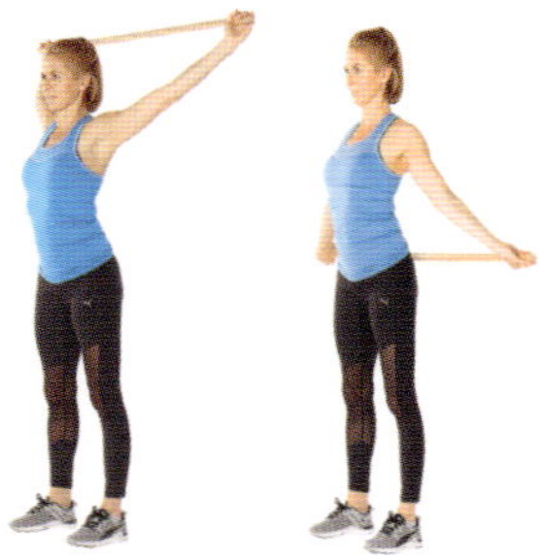

1 Schultermobilisation mit Stab hinter dem Körper

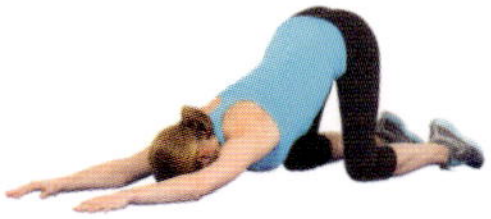

2 Brustmuskeldehnung aus dem Vierfüßlerstand

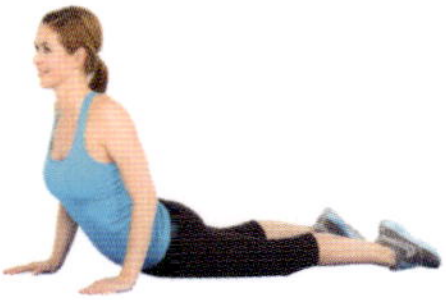

3 Dehnung der Körpervorderseite

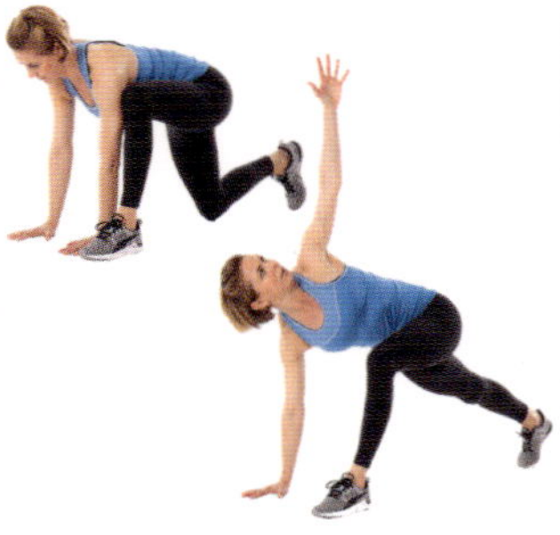

4 Tiefer Ausfallschritt mit Rotation

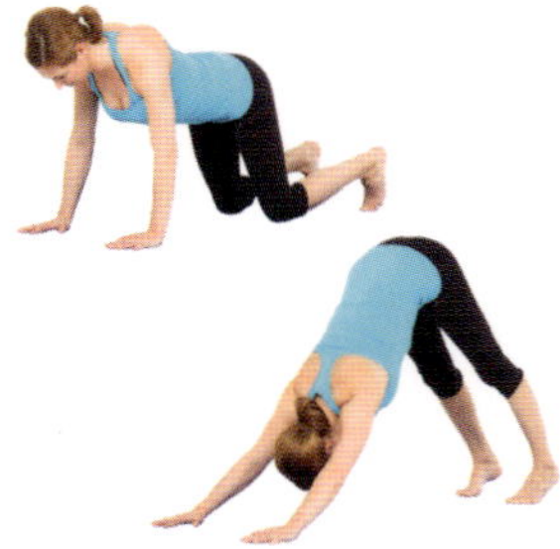

5 Herabschauender Hund aus dem Vierfüßlerstand

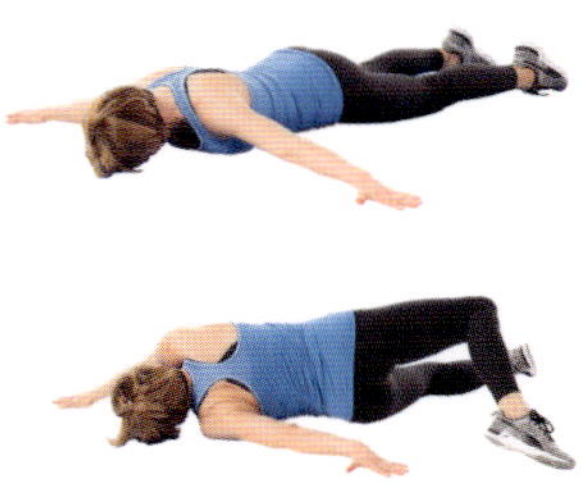

6 Liegende Rotation aus der Bauchlage

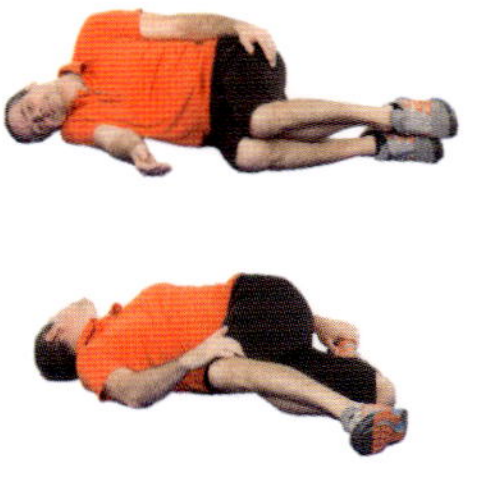

7 Liegender Knoten

29 Für eine aufrechte Haltung 2

Trainingsdauer: 20 Min. | Benötigtes Hilfsmittel: Stab

1 **2** 3

	Übungen	Ausführung	Dauer/Wdh. je Seite	Sätze	Seitenwechsel	Seite
1	Schultermobilisation mit Stab hinter dem Körper	dynamisch	10 Wdh.	2		24
2	Brustmuskeldehnung aus dem Vierfüßlerstand	statisch	45 Sek.	2		14
3	Dehnung der Körpervorderseite	statisch	45 Sek.	2		15
4	Tiefer Ausfallschritt mit Rotation	dynamisch	10 Wdh.	2	x	29
5	Herabschauender Hund aus dem Vierfüßlerstand	dynamisch	10 Wdh.	2		27
6	Liegende Rotation aus der Bauchlage	dynamisch	10 Wdh.	2		28
7	Liegender Knoten	statisch	45 Sek.	2	x	19

30 Für eine aufrechte Haltung – Kurzprogramm

Trainingsdauer: 10 Min. | Benötigtes Hilfsmittel: Stuhl

1 2 3

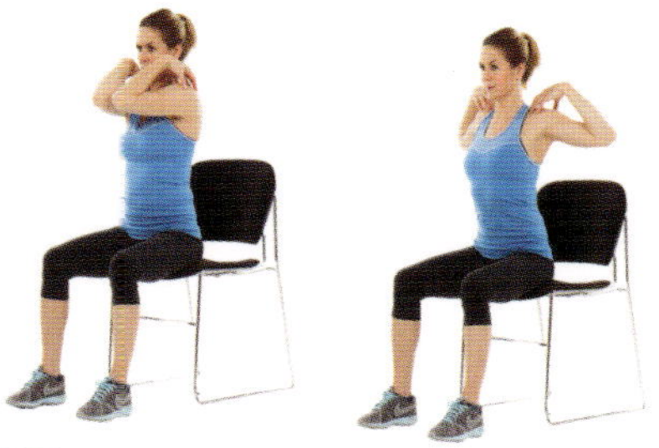

1 Schulteröffnen

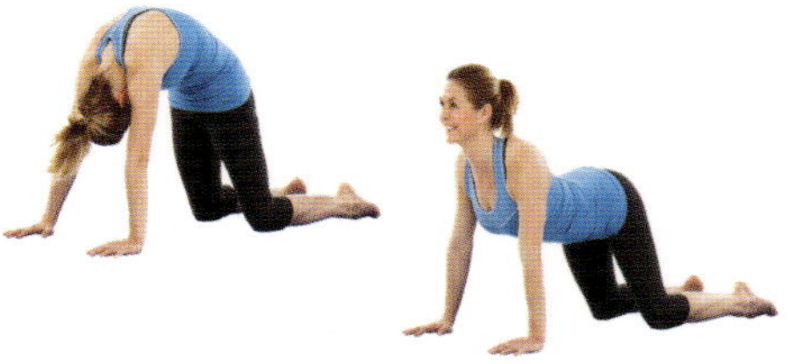

2 Wirbelsäulenmobilisation im Vierfüßlerstand

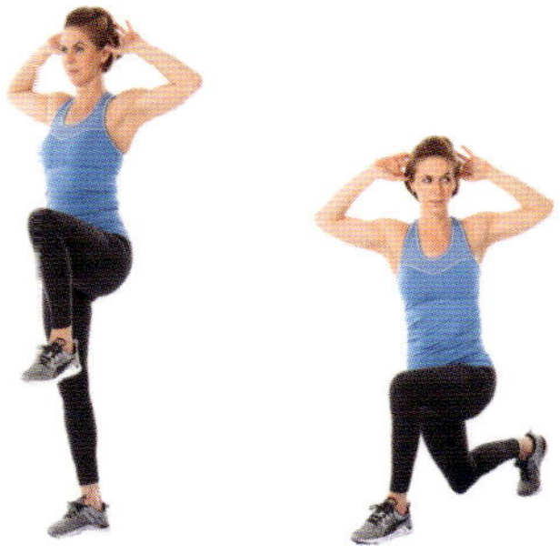

3 Hoher Ausfallschritt mit Rotation

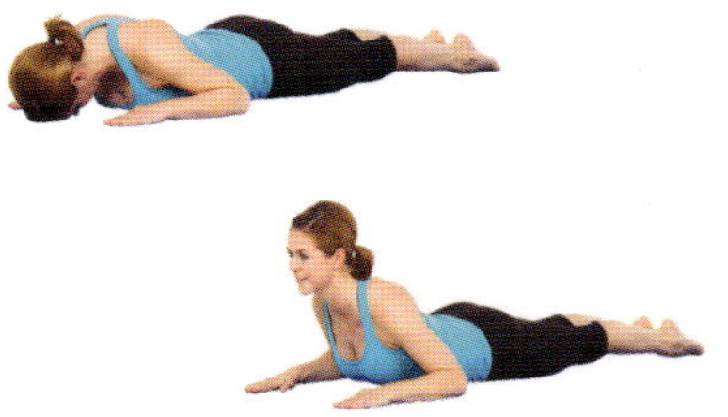

4 Brustwirbelsäulenmobilisation in der Bauchlage

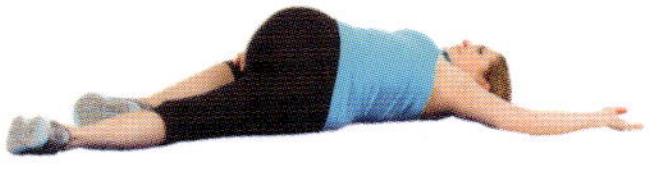

5 Liegende Rotation

30 Für eine aufrechte Haltung – Kurzprogramm

Trainingsdauer: 10 Min. | Benötigtes Hilfsmittel: Stuhl

1 2 3

	Übungen	Ausführung	Dauer/Wdh. je Seite	Sätze	Seiten-wechsel	Seite
1	Schulteröffnen	dynamisch	10 Wdh.	2		20
2	Wirbelsäulenmobilisation im Vierfüßlerstand	dynamisch	10 Wdh.	2		25
3	Hoher Ausfallschritt mit Rotation	dynamisch	10 Wdh.	2		29
4	Brustwirbelsäulenmobilisation in der Bauchlage	dynamisch	10 Wdh.	2		28
5	Liegende Rotation	statisch	90 Sek.	1	x	18

2 Beweglich und stark für Einsteiger – Kurzprogramm

1 2 3

Trainingsdauer: 20 Min. | Benötigtes Hilfsmittel: Yogagurt | Atemübung: Volle Yogaatmung (Seite 10/11), 3 Min.

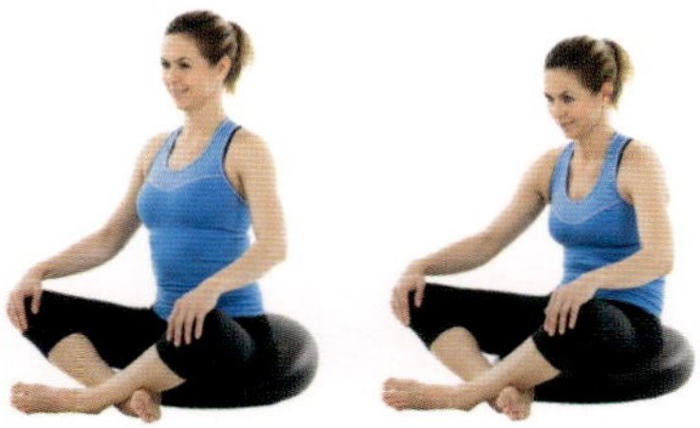

1 Beckenschaukel mit erhöhtem Sitz

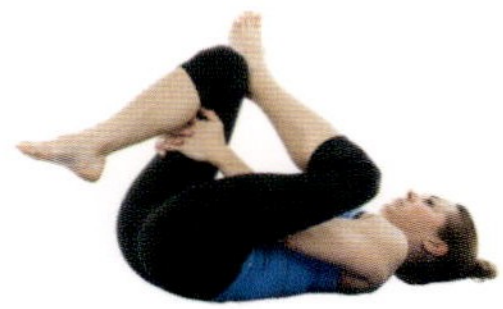

2 Schnürsenkel

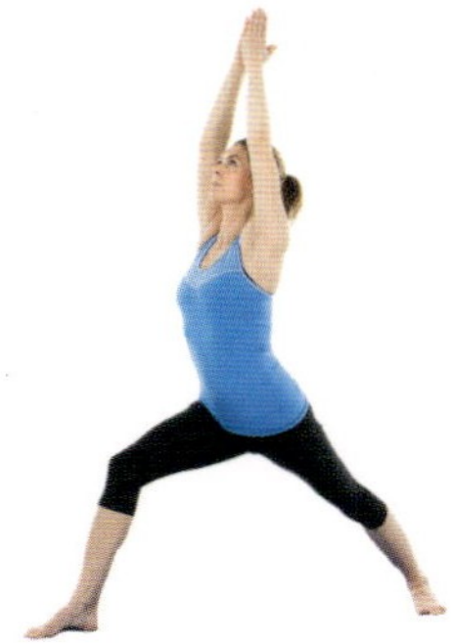

3 Krieger 1

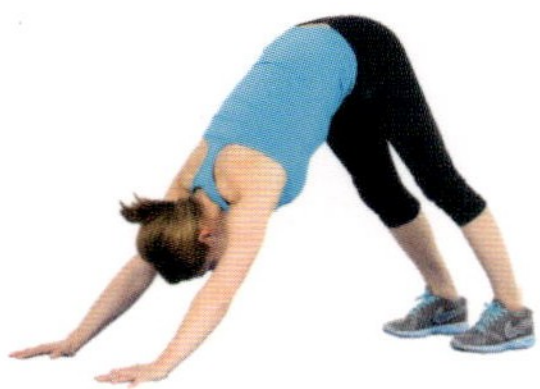

4 Herabschauender Hund

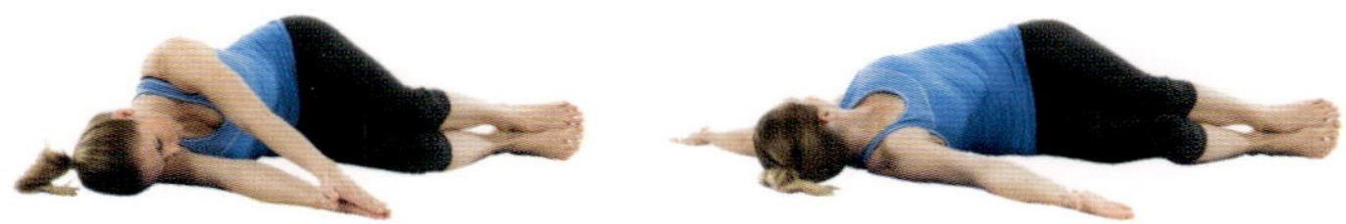

5 Krokodil

2 Beweglich und stark für Einsteiger – Kurzprogramm

Trainingsdauer: 20 Min. | Benötigtes Hilfsmittel: Yogagurt | Atemübung: Volle Yogaatmung (Seite 10/11), 3 Min.

	Übungen	Ausführung	Dauer	Durchgänge	Seitenwechsel	Seite
1	Beckenschaukel mit erhöhtem Sitz	dynamisch	20 AZ	2		23
2	Schnürsenkel	statisch	10 AZ	2	x	25
3	Krieger 1	statisch	10 AZ	2	x	16
4	Herabschauender Hund	statisch	10 AZ	2		21
5	Krokodil	statisch	20 AZ	1	x	25

3 Beweglich und stark für Fortgeschrittene

Trainingsdauer: 40 Min. | Atemübung: Siegreiche Atmung (Seite 11/12), 5 Min.

1 Sonnengruß A

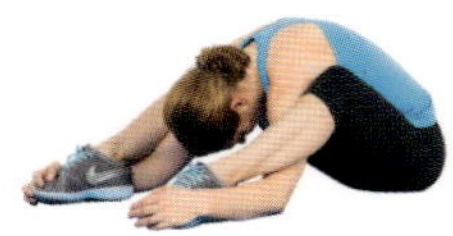

2 Stehender Herzöffner

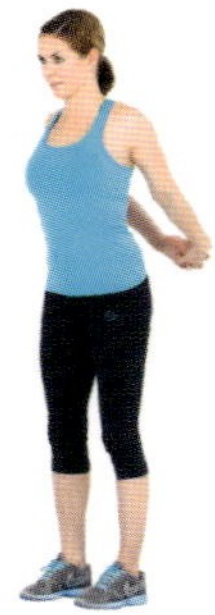

3 Krieger 2

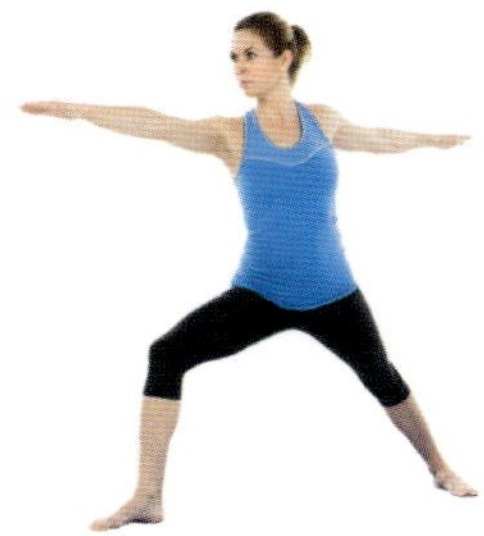

4 Gedrehter seitlicher Winkel

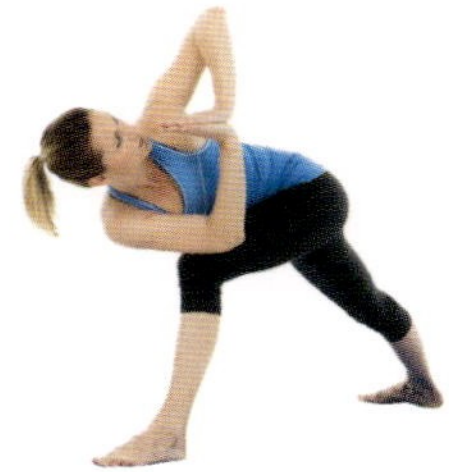

5 Tiefe Hocke

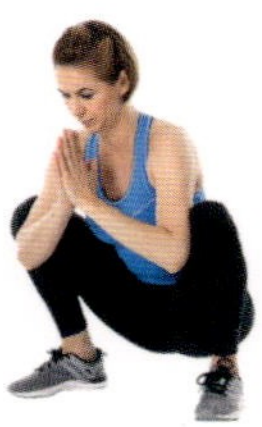

6 Kamel

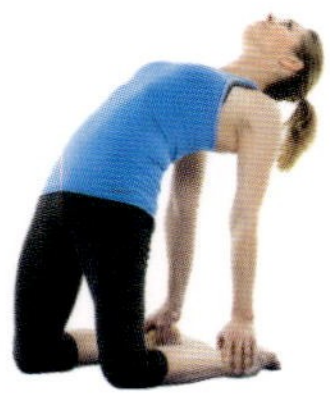

7 Schulterstand

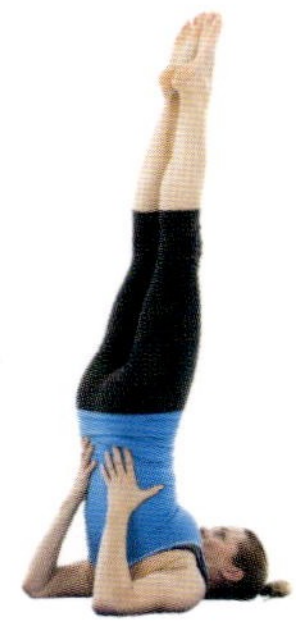

8 Schildkröte

3 Beweglich und stark für Fortgeschrittene

Trainingsdauer: 40 Min. | Atemübung: Siegreiche Atmung (Seite 11/12), 5 Min.

	Übungen	Ausführung	Dauer	Durchgänge	Seiten-wechsel	Seite
1	Sonnengruß A	dynamisch	2 Min.	2	x	28
2	Stehender Herzöffner	statisch	10 AZ	2		16
3	Krieger 2	statisch	10 AZ	2	x	16
4	Gedrehter seitlicher Winkel	statisch	10 AZ	2	x	18
5	Tiefe Hocke	statisch	10 AZ	2		19
6	Kamel	statisch	10 AZ	2		21
7	Schulterstand	statisch	10 AZ	2		27
8	Schildkröte	statisch	10 AZ	2		24

4 Beweglich und stark für Fortgeschrittene – Kurzprogramm

Trainingsdauer: 20 Min. | Atemübung: Volle Yogaatmung (Seite 10/11), 3 Min.

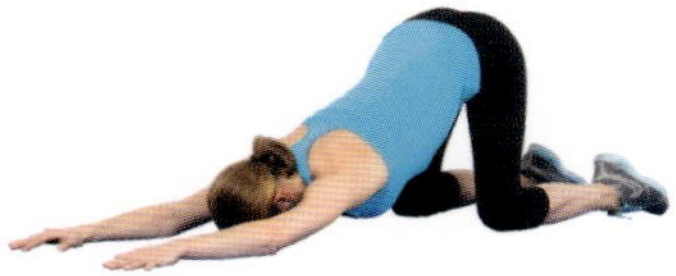

1 Kniender Herzöffner

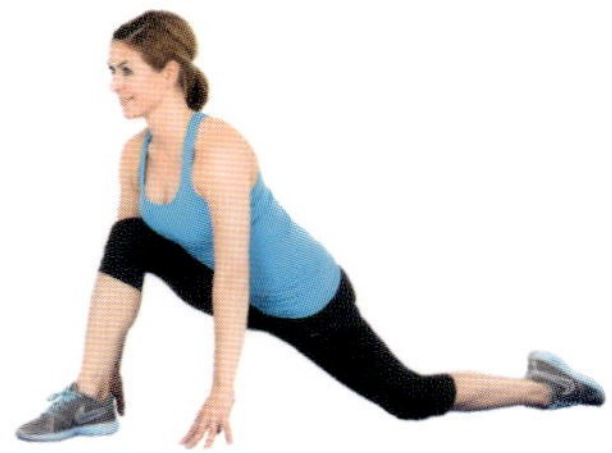

2 Tiefer Sprinter

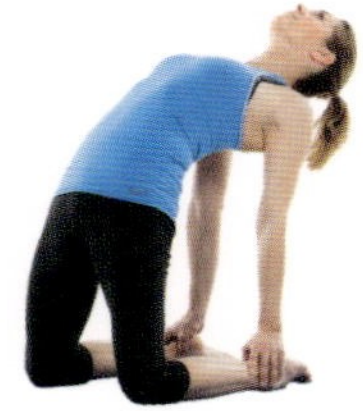

3 Kamel

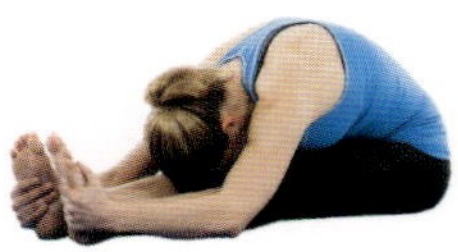

4 Sitzende Vorbeuge

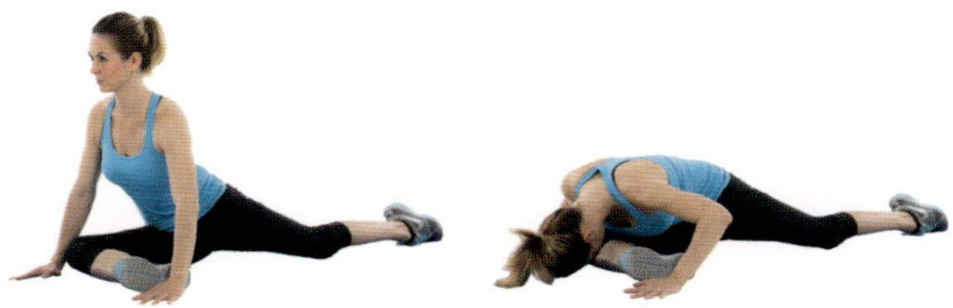

5 Taube

4 Beweglich und stark für Fortgeschrittene – Kurzprogramm

1 **2** 3

Trainingsdauer: 20 Min. | Atemübung: Volle Yogaatmung (Seite 10/11), 3 Min.

	Übungen	Ausführung	Dauer	Durchgänge	Seitenwechsel	Seite
1	Kniender Herzöffner	statisch	20 AZ	2		20
2	Tiefer Sprinter	statisch	10 AZ	2	x	22
3	Kamel	statisch	10 AZ	2		21
4	Sitzende Vorbeuge	statisch	10 AZ	2		24
5	Taube	statisch	20 AZ	1	x	24

_# 5 Beweglich und stark für Profis

Trainingsdauer: 45 Min. | Benötigtes Hilfsmittel: gegebenenfalls Yogablock | Atemübung: Wechselatmung (Seite 12), 5 Min.

1 Sonnengruß B

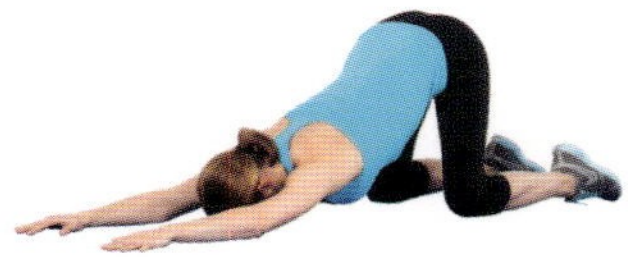

2 Kniender Herzöffner

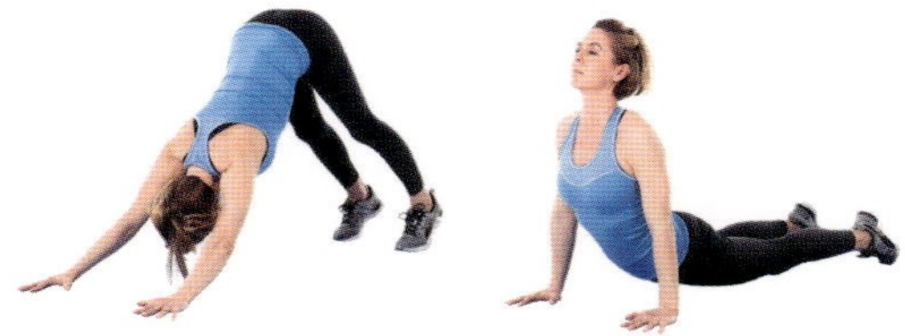

3 Herab- und hinaufschauender Hund im Flow

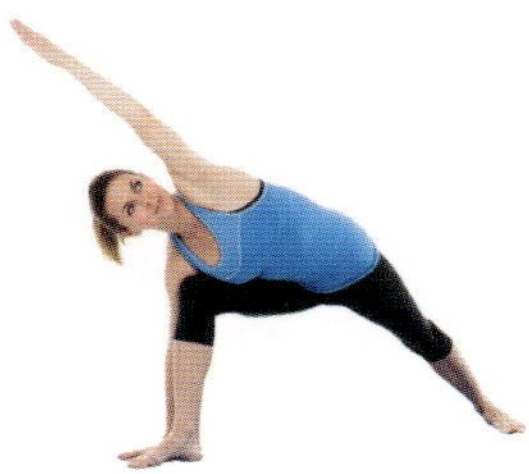

4 Gestreckter seitlicher Winkel

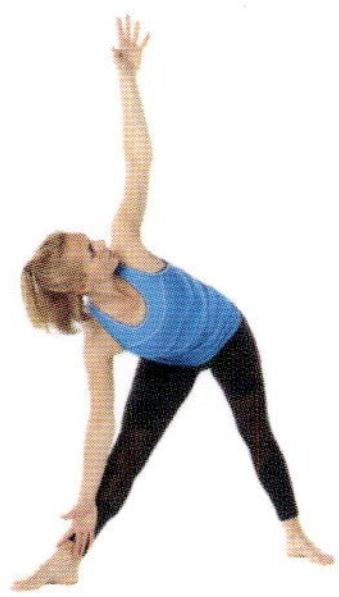

5 Dreieck

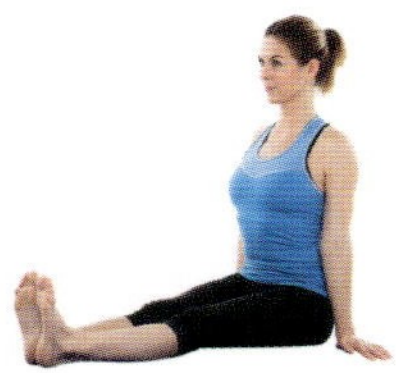

6 Stockhaltung

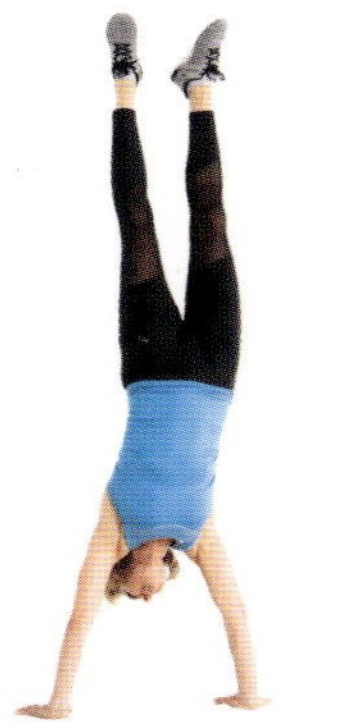

7 Handstand

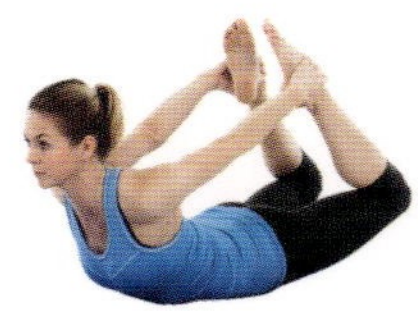

8 Heuschrecke

5 Beweglich und stark für Profis

1 2 **3**

Trainingsdauer: 45 Min. | Benötigtes Hilfsmittel: gegebenenfalls Yogablock | Atemübung: Wechselatmung (Seite 12), 5 Min.

	Übungen	Ausführung	Dauer	Durchgänge	Seiten-wechsel	Seite
1	Sonnengruß B	dynamisch	3 Min.	2	x	29
2	Kniender Herzöffner	statisch	10 AZ	2		20
3	Herab- und hinaufschauender Hund im Flow	dynamisch	10 AZ	2		21
4	Gestreckter seitlicher Winkel	statisch	10 AZ	2	x	17
5	Dreieck	statisch	10 AZ	2	x	17
6	Stockhaltung	statisch	10 AZ	2		24
7	Handstand	statisch	5–10 AZ	2		27
8	Heuschrecke	statisch	5 AZ	2		23

6 Beweglich und stark für Profis – Kurzprogramm

1 2 **3**

Trainingsdauer: 20 Min. | Benötigtes Hilfsmittel: Meditationskissen | Atemübung: Wechselatmung (Seite 12), 3 Min.

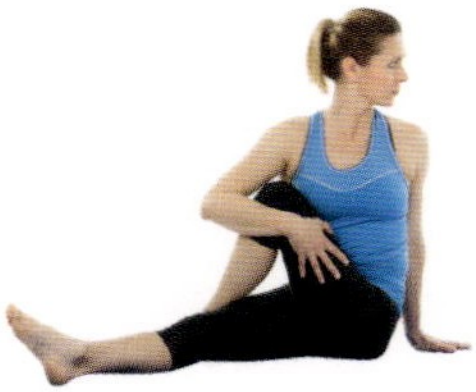

1 Drehsitz

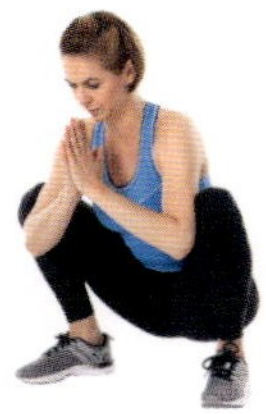

2 Tiefe Hocke

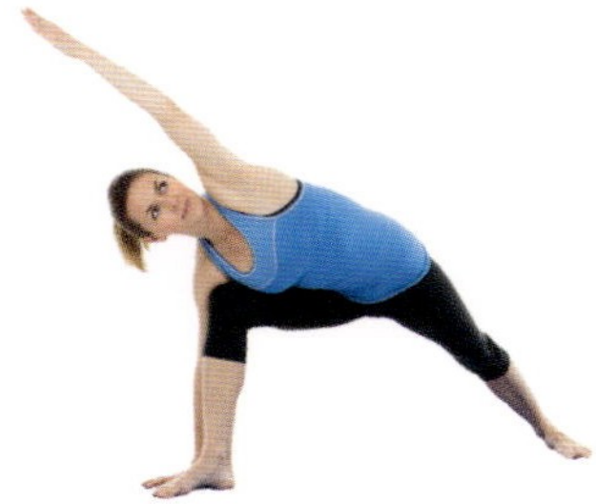

3 Gestreckter seitlicher Winkel

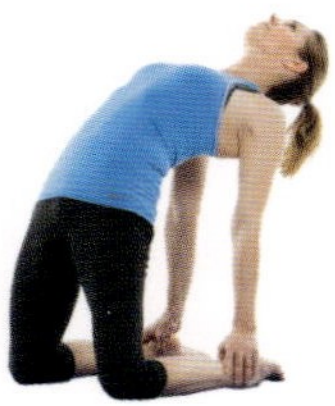

4 Kamel

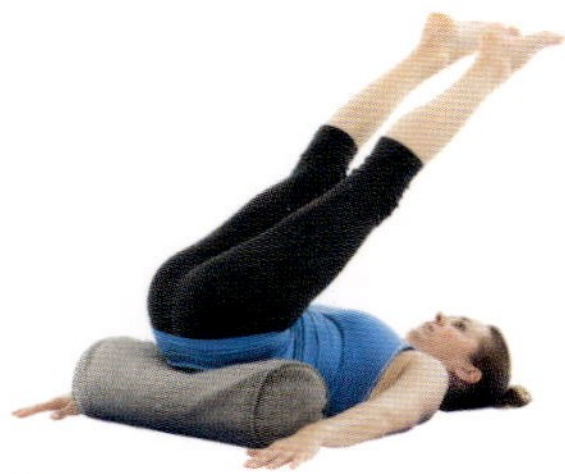

5 Unterstützter Pflug

6 Beweglich und stark für Profis – Kurzprogramm

1 2 3

Trainingsdauer: 20 Min. | Benötigtes Hilfsmittel: Meditationskissen | Atemübung: Wechselatmung (Seite 12), 3 Min.

	Übungen	Ausführung	Dauer	Durchgänge	Seiten-wechsel	Seite
1	Drehsitz	statisch	10 AZ	2	x	24
2	Tiefe Hocke	statisch	20 AZ	2		19
3	Gestreckter seitlicher Winkel	statisch	10 AZ	2	x	17
4	Kamel	statisch	10 AZ	2		21
5	Unterstützter Pflug	statisch	10 AZ	1		27

7 Mobilisation der Wirbelsäule und Entspannung

Trainingsdauer: 30 Min. | Benötigtes Hilfsmittel: Meditationskissen | Atemübung: Volle Yogaatmung (Seite 10/11), 5 Min.

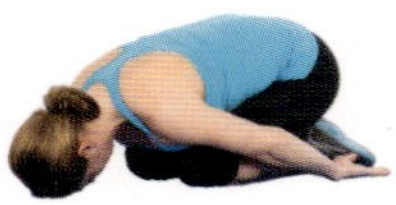

1 Kindposition

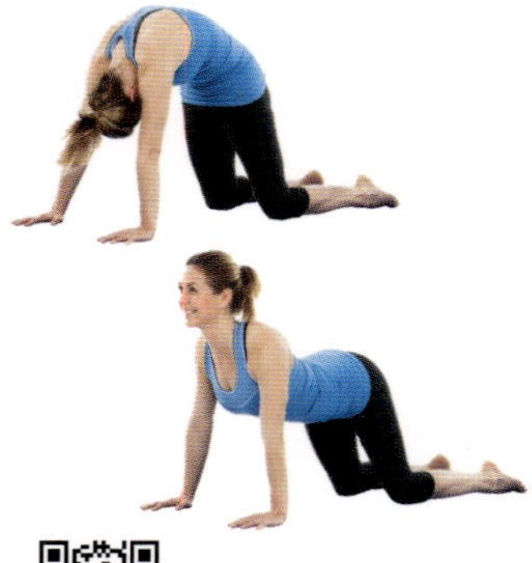

2 Katze – Kuh

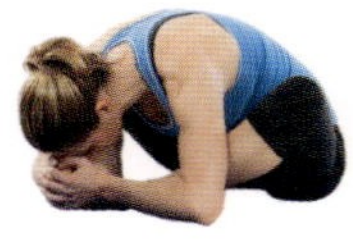

3 Schmetterling

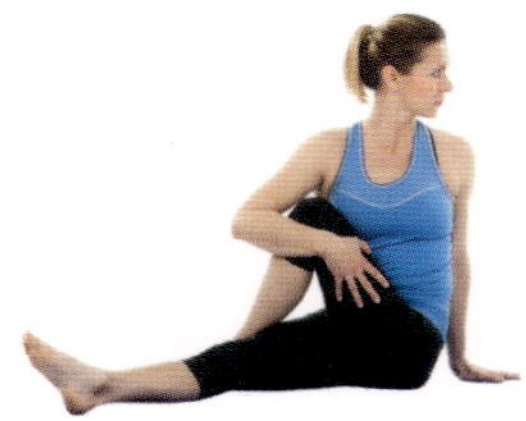

4 Drehsitz

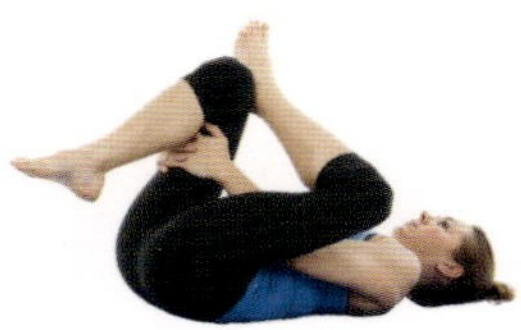

5 Schnürsenkel

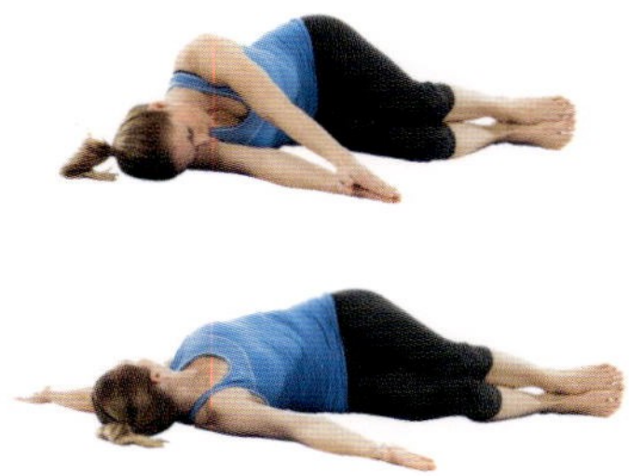

6 Krokodil

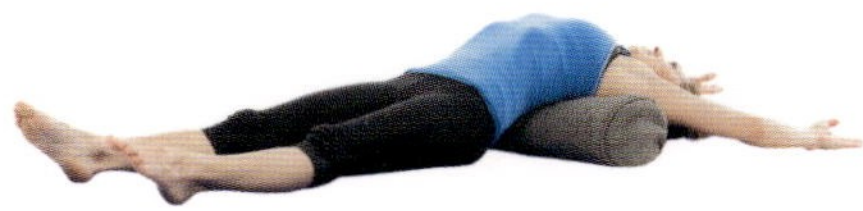

7 Herzöffner im Liegen

7 Mobilisation der Wirbelsäule und Entspannung 1 2 3

Trainingsdauer: 30 Min. | Benötigtes Hilfsmittel: Meditationskissen | Atemübung: Volle Yogaatmung (Seite 10/11), 5 Min.

	Übungen	Ausführung	Dauer	Durchgänge	Seiten-wechsel	Seite
1	Kindposition	dynamisch	10 AZ	1		19
2	Katze – Kuh	statisch	10 AZ	2		20
3	Schmetterling	statisch	10 AZ	2		23
4	Drehsitz	statisch	10 AZ	2	x	24
5	Schnürsenkel	statisch	10 AZ	2	x	25
6	Krokodil	statisch	10 AZ	2	x	25
7	Herzöffner im Liegen	statisch	20 AZ	1		26

8 Innere Ruhe finden

1 2 3

Trainingsdauer: 25 Min. | Benötigtes Hilfsmittel: Meditationskissen | Atemübung: Wechselatmung (Seite 12), 5 Min.

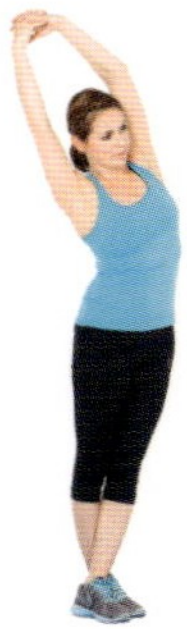

1 Stehender Halbmond

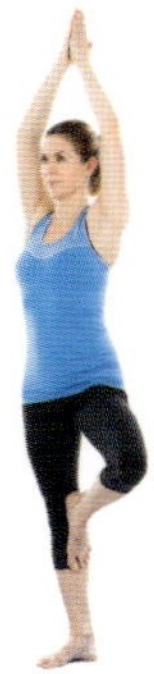

2 Baum

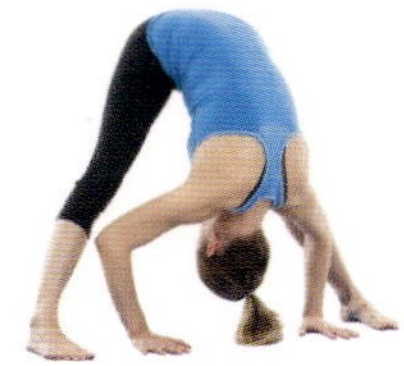

3 Grätsche mit Vorbeuge

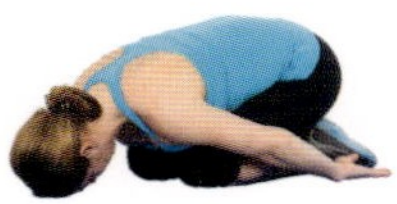

4 Kindposition

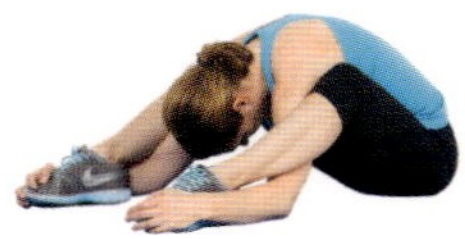

5 Schildkröte

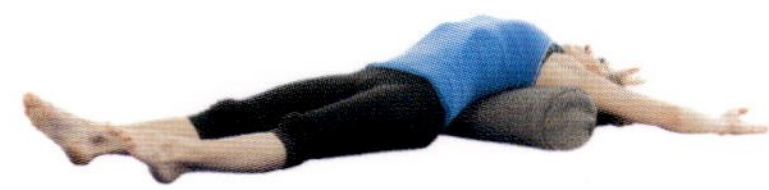

6 Herzöffner im Liegen

8 Innere Ruhe finden

1 2 3

Trainingsdauer: 25 Min. | Benötigtes Hilfsmittel: Meditationskissen | Atemübung: Wechselatmung (Seite 12), 5 Min.

	Übungen	Ausführung	Dauer	Durchgänge	Seiten-wechsel	Seite
1	Stehender Halbmond	statisch	10 AZ	2	x	15
2	Baum	statisch	10 AZ	2	x	15
3	Grätsche mit Vorbeuge	statisch	10 AZ	2		18
4	Kindposition	statisch	15 AZ	1		19
5	Schildkröte	statisch	15 AZ	1		24
6	Herzöffner im Liegen	statisch	20 AZ	1		26

9 Mit Energie in den Tag starten

Trainingsdauer: 25 Min. | Atemübung: Siegreiche Atmung (Seite 11/12), 5 Min.

1 Sonnengruß A

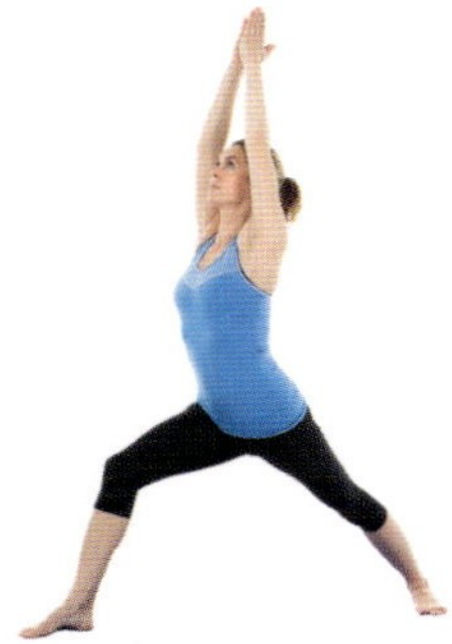

2 Krieger 1

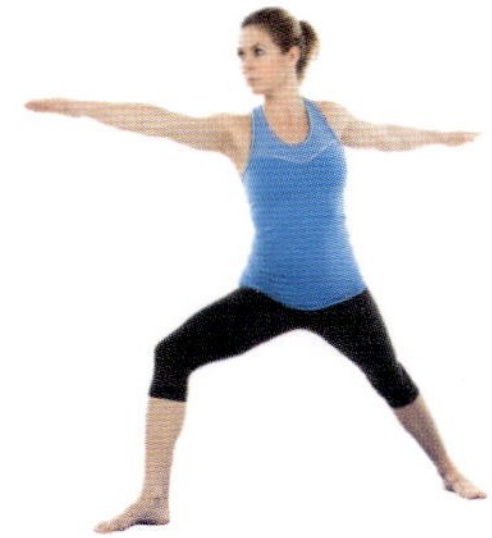

3 Krieger 2

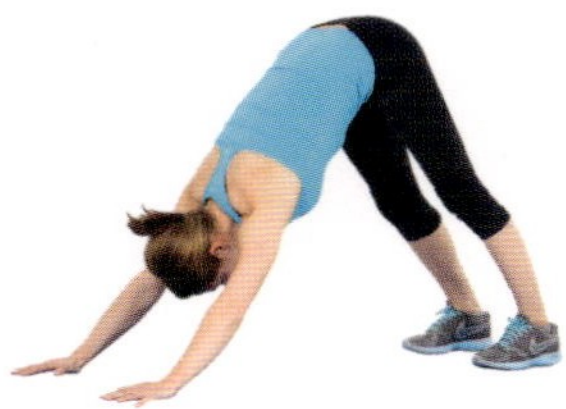

4 Herabschauender Hund

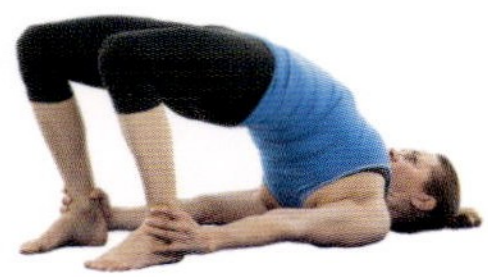

5 Brücke

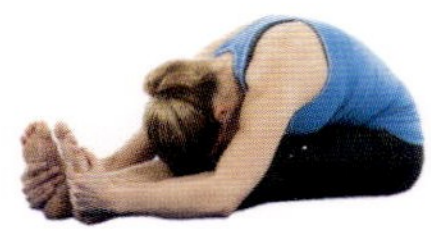

6 Sitzende Vorbeuge

9 Mit Energie in den Tag starten

Trainingsdauer: 25 Min. | Atemübung: Siegreiche Atmung (Seite 11/12), 5 Min.

	Übungen	Ausführung	Dauer	Durchgänge	Seiten-wechsel	Seite
1	Sonnengruß A	dynamisch	2 Min.	2	x	28
2	Krieger 1	statisch	10 AZ	2	x	16
3	Krieger 2	statisch	10 AZ	2	x	16
4	Herabschauender Hund	statisch	10 AZ	2		21
5	Brücke	statisch	10 AZ	2		25
6	Sitzende Vorbeuge	statisch	10 AZ	2		24

10 Verspannungen lösen für Vielsitzende

Trainingsdauer: 30 Min. | Benötigte Hilfsmittel: Yogagurt, Meditationskissen
Atemübung: Volle Yogaatmung (Seite 10/11), 5 Min.

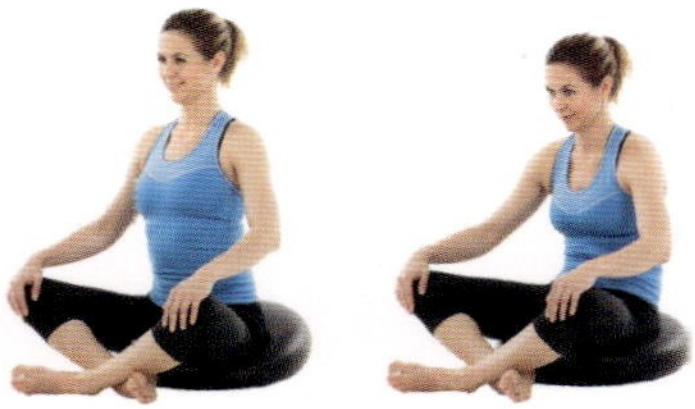

1 Beckenschaukel mit erhöhtem Sitz

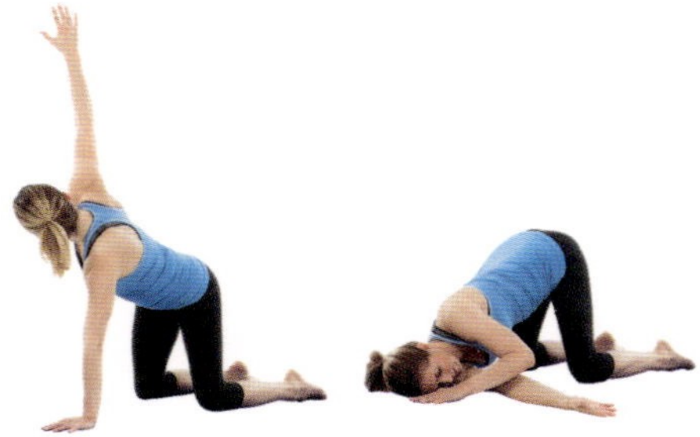

2 Elefant durchs Nadelöhr

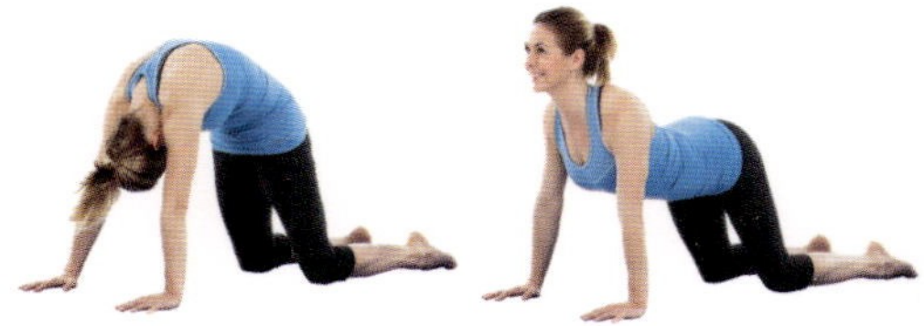

3 Katze – Kuh

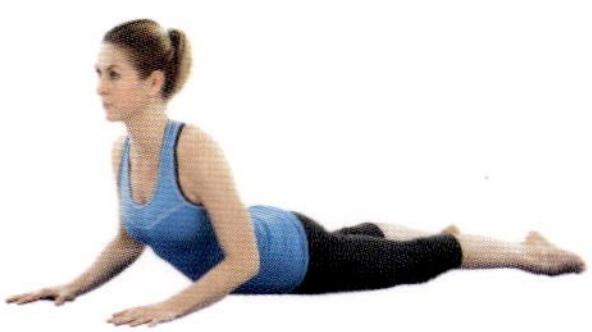

4 Kobra

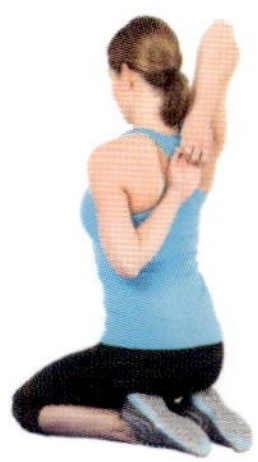

5 Kuhgesicht im Fersensitz

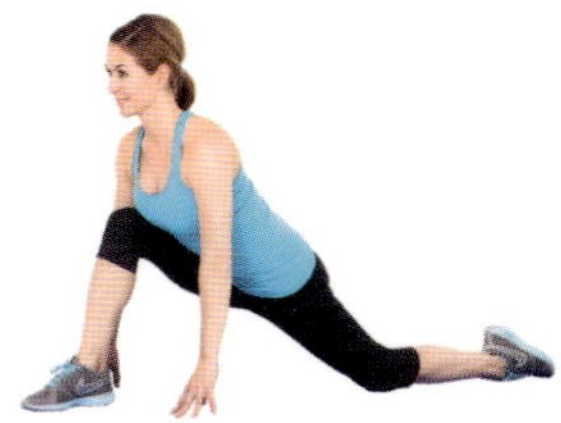

6 Tiefer Sprinter

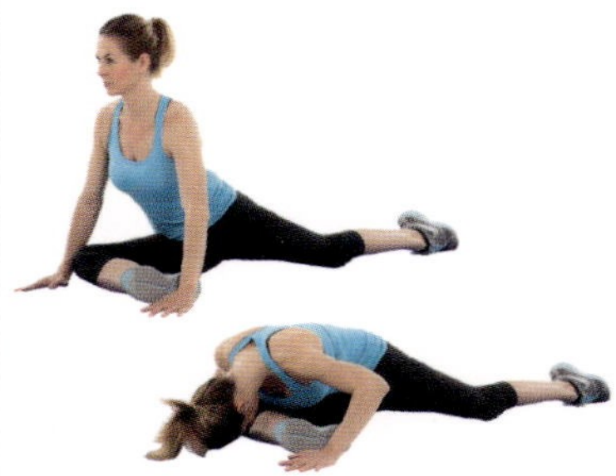

7 Taube

10 Verspannungen lösen für Vielsitzende

1 2 3

Trainingsdauer: 30 Min. | Benötigte Hilfsmittel: Yogagurt, Meditationskissen
Atemübung: Volle Yogaatmung (Seite 10/11), 5 Min.

	Übungen	Ausführung	Dauer	Durchgänge	Seitenwechsel	Seite
1	Beckenschaukel mit erhöhtem Sitz	dynamisch	10 AZ	1		23
2	Elefant durchs Nadelöhr	dynamisch	10 AZ	2	x	20
3	Katze – Kuh	dynamisch	10 AZ	2		20
4	Kobra	statisch	10 AZ	2		23
5	Kuhgesicht im Fersensitz	statisch	10 AZ	2	x	22
6	Tiefer Sprinter	statisch	10 AZ	2	x	22
7	Taube	statisch	15 AZ	1	x	24

11 Für einen erholsamen Schlaf

1 2 3

Trainingsdauer: 25 Min. | Benötigtes Hilfsmittel: Yogagurt
Atemübung: Volle Yogaatmung (Seite 10/11), 5 Min. + Wechselatmung (Seite 12), 5 Min.

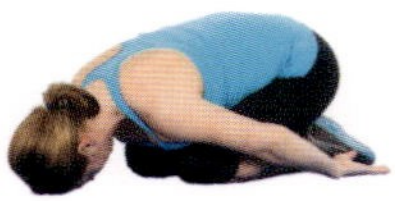

1 Kindposition

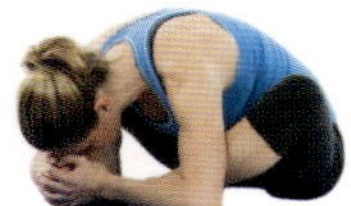

2 Schmetterling

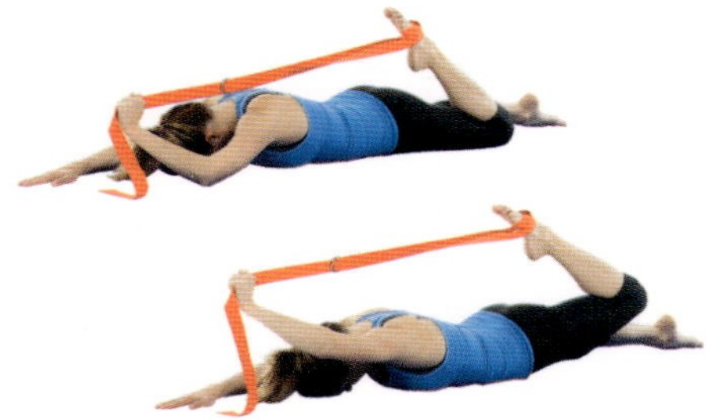

3 Oberschenkeldehnung mit Yogagurt

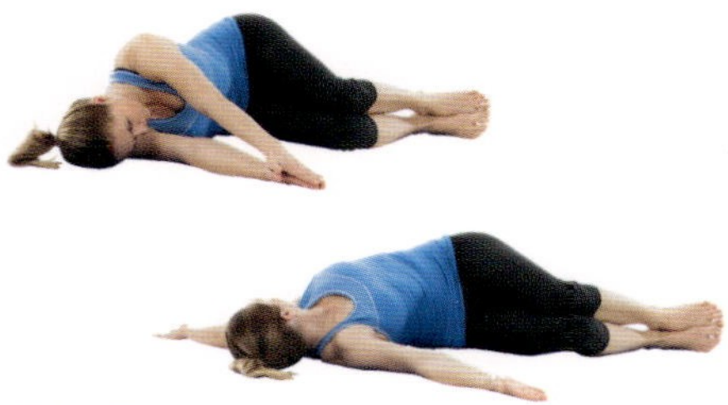

4 Krokodil

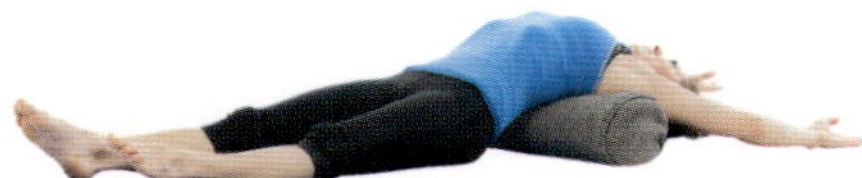

5 Herzöffner im Liegen

11 Für einen erholsamen Schlaf

1 2 3

Trainingsdauer: 25 Min. | Benötigtes Hilfsmittel: Yogagurt
Atemübung: Volle Yogaatmung (Seite 10/11), 5 Min. + Wechselatmung (Seite 12), 5 Min.

	Übungen	Ausführung	Dauer	Durchgänge	Seitenwechsel	Seite
1	Kindposition	statisch	10 AZ	2		19
2	Schmetterling	statisch	10 AZ	2		23
3	Oberschenkeldehnung mit Yogagurt	statisch	10 AZ	2	x	26
4	Krokodil	statisch	20 AZ	1	x	25
5	Herzöffner im Liegen	statisch	20 AZ	1		26

12 Geschmeidige Hüften für Einsteiger

1 2 3

Trainingsdauer: 25 Min. | Benötigtes Hilfsmittel: Meditationskissen | Atemübung: Volle Yogaatmung (Seite 10/11), 5 Min.

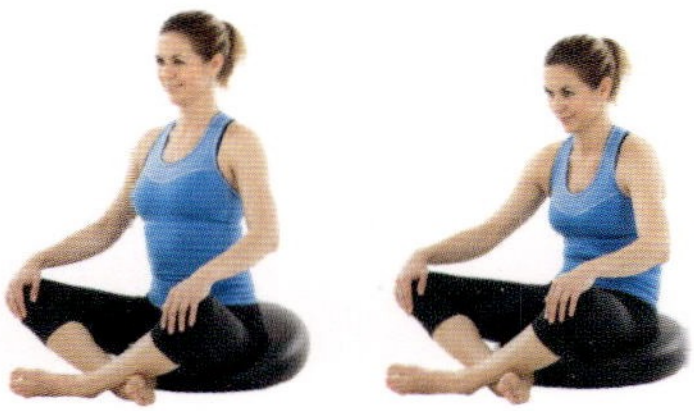

1 Beckenschaukel mit erhöhtem Sitz

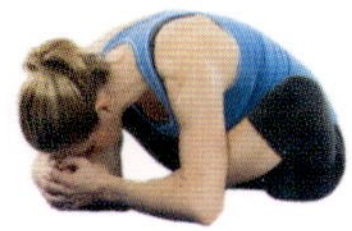

2 Schmetterling

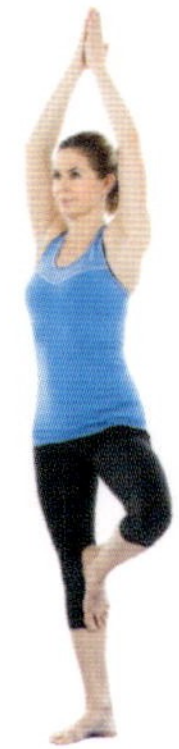

3 Baum

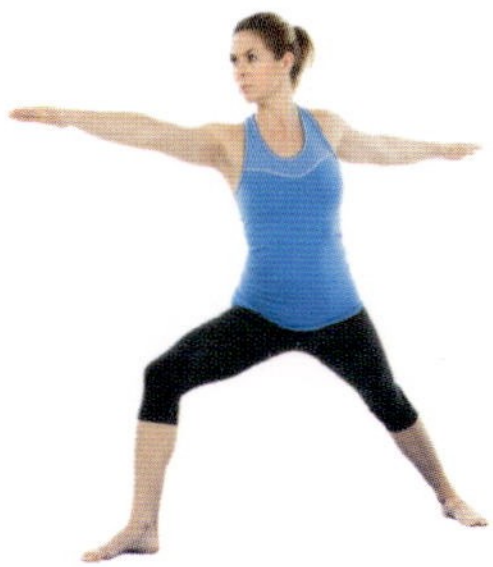

4 Krieger 2

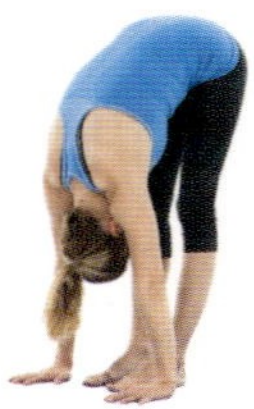

5 Stehende Vorbeuge

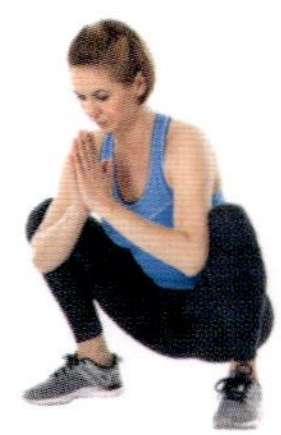

6 Tiefe Hocke

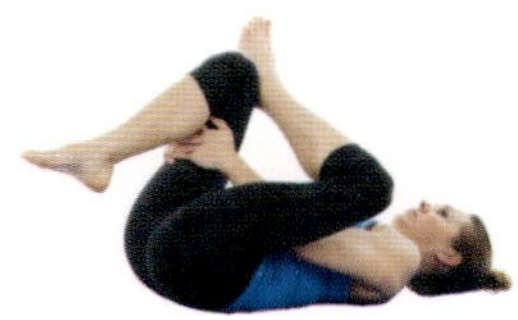

7 Schnürsenkel

12 Geschmeidige Hüften für Einsteiger

1 2 3

Trainingsdauer: 25 Min. | Benötigtes Hilfsmittel: Meditationskissen | Atemübung: Volle Yogaatmung (Seite 10/11), 5 Min.

	Übungen	Ausführung	Dauer	Durchgänge	Seiten-wechsel	Seite
1	Beckenschaukel mit erhöhtem Sitz	dynamisch	10 AZ	2		23
2	Schmetterling	statisch	10 AZ	2		23
3	Baum	statisch	10 AZ	2	x	15
4	Krieger 2	statisch	10 AZ	2	x	16
5	Stehende Vorbeuge	statisch	10 AZ	2		17
6	Tiefe Hocke	statisch	10 AZ	2		19
7	Schnürsenkel	statisch	15 AZ	1	x	25

13 Geschmeidige Hüften für Fortgeschrittene

1 2 3

Trainingsdauer: 40 Min. | Benötigte Hilfsmittel: Yogagurt, gegebenenfalls Yogablock
Atemübung: Wechselatmung (Seite 12), 5 Min.

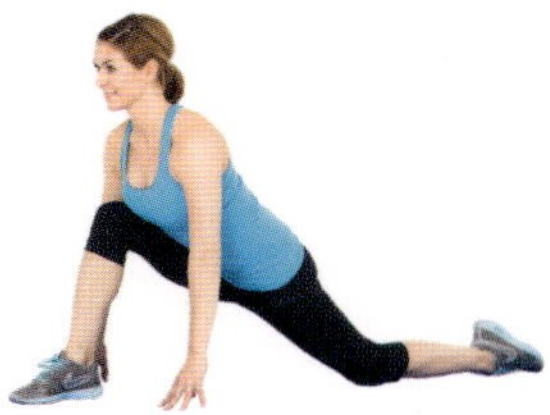

1 Tiefer Sprinter

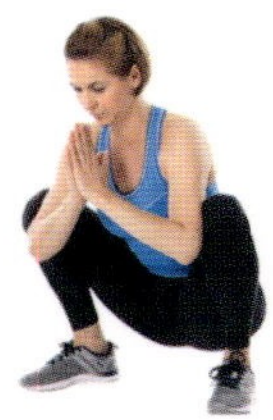

2 Tiefe Hocke

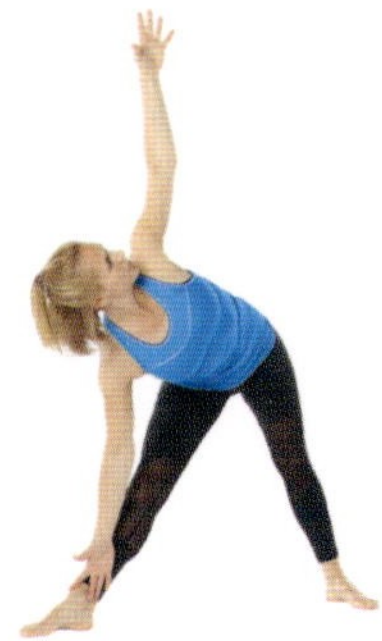

3 Dreieck

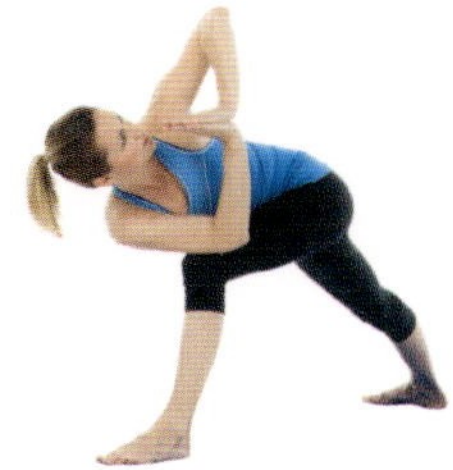

4 Gedrehter seitlicher Winkel

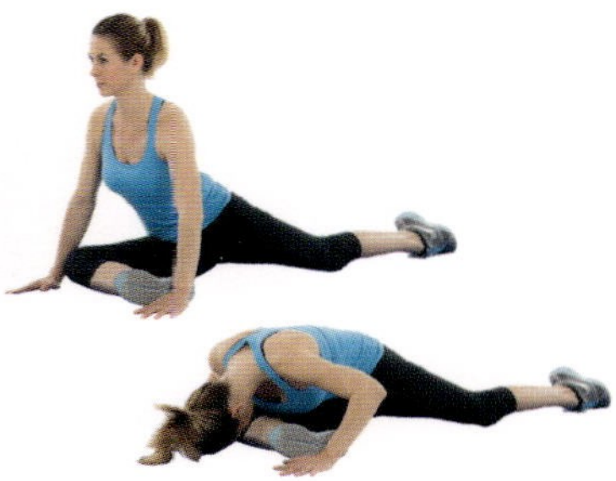

5 Taube

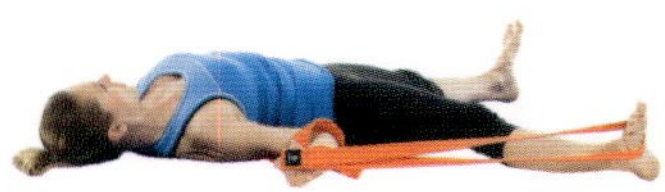

6 Adduktorendehnung mit Yogagurt

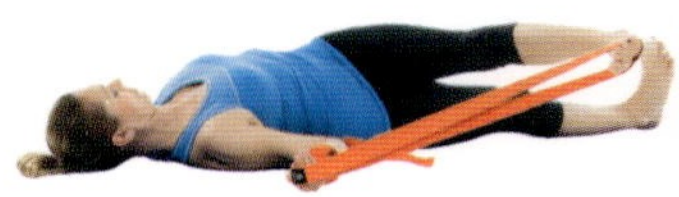

7 Abduktorendehnung mit Yogagurt

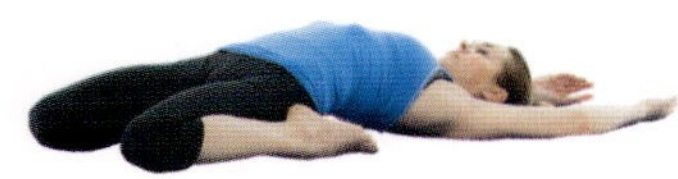

8 Sattel

13 Geschmeidige Hüften für Fortgeschrittene

1 2 3

Trainingsdauer: 40 Min. | Benötigte Hilfsmittel: Yogagurt, gegebenenfalls Yogablock
Atemübung: Wechselatmung (Seite 12), 5 Min.

	Übungen	Ausführung	Dauer	Durchgänge	Seiten-wechsel	Seite
1	Tiefer Sprinter	statisch	10 AZ	2	x	22
2	Tiefe Hocke	statisch	10 AZ	2		19
3	Dreieck	statisch	10 AZ	2	x	17
4	Gedrehter seitlicher Winkel	statisch	10 AZ	2	x	18
5	Taube	statisch	5 AZ	1	x	24
6	Adduktorendehnung mit Yogagurt	statisch	10 AZ	2	x	26
7	Abduktorendehnung mit Yogagurt	statisch	10 AZ	2	x	26
8	Sattel	statisch	15 AZ	1		22

14 Für schmerzfreie Schultern

1 2 3

Trainingsdauer: 20 Min. | Benötigtes Hilfsmittel: Yogagurt | Atemübung: Volle Yogaatmung (Seite 10/11), 5 Min.

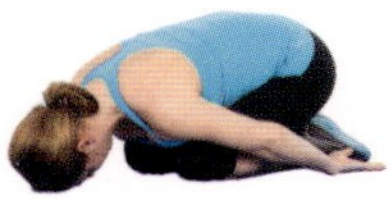

1 Kindposition

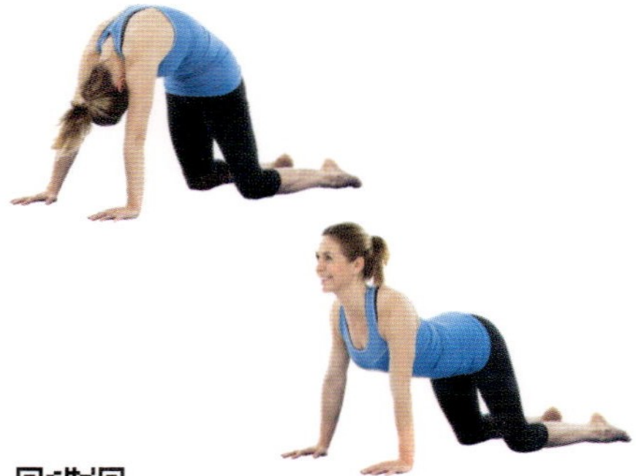

2 Katze – Kuh

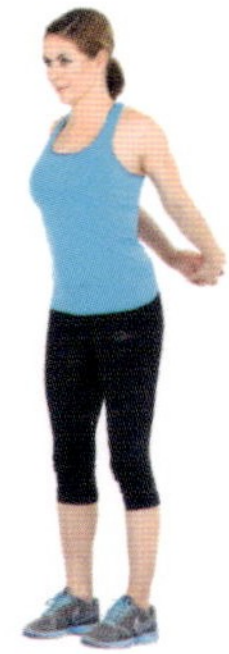

3 Stehender Herzöffner

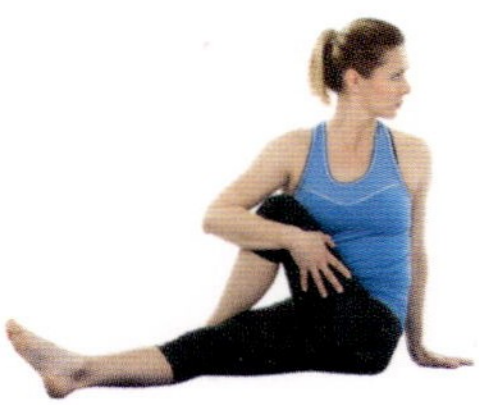

4 Drehsitz

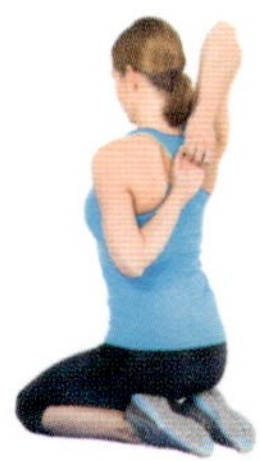

5 Kuhgesicht im Fersensitz

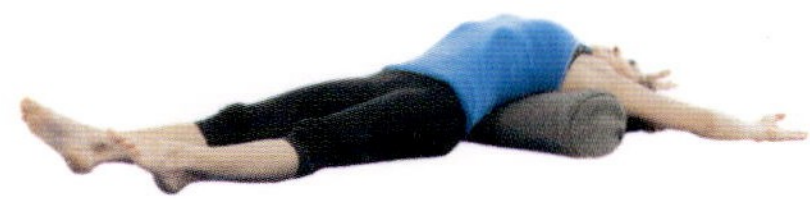

6 Herzöffner im Liegen

14 Für schmerzfreie Schultern

1 2 3

Trainingsdauer: 20 Min. | Benötigtes Hilfsmittel: Yogagurt | Atemübung: Volle Yogaatmung (Seite 10/11), 5 Min.

	Übungen	Ausführung	Dauer	Durchgänge	Seiten-wechsel	Seite
1	Kindposition	statisch	10 AZ	2		19
2	Katze – Kuh	dynamisch	10 AZ	2		20
3	Stehender Herzöffner	statisch	10 AZ	2		16
4	Drehsitz	statisch	10 AZ	2	x	24
5	Kuhgesicht im Fersensitz	statisch	10 AZ	2	x	22
6	Herzöffner im Liegen	statisch	20 AZ	1		26

15 Für starke Schultern

1 2 3

Trainingsdauer: 25 Min. | Benötigtes Hilfsmittel: Yogagurt | Atemübung: Volle Yogaatmung (Seite 10/11), 5 Min.

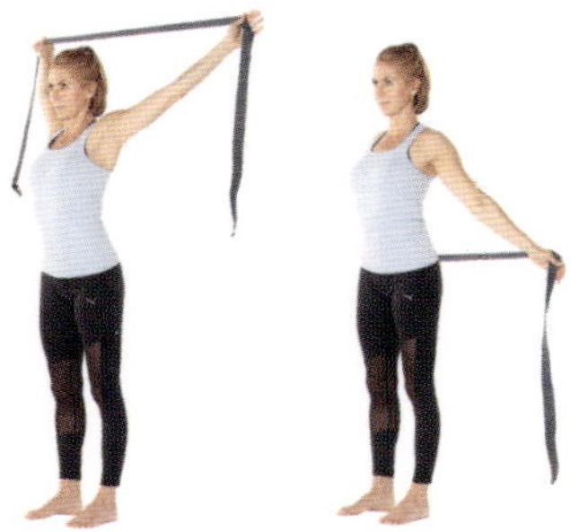

1 Schulterzirkel mit Yogagurt

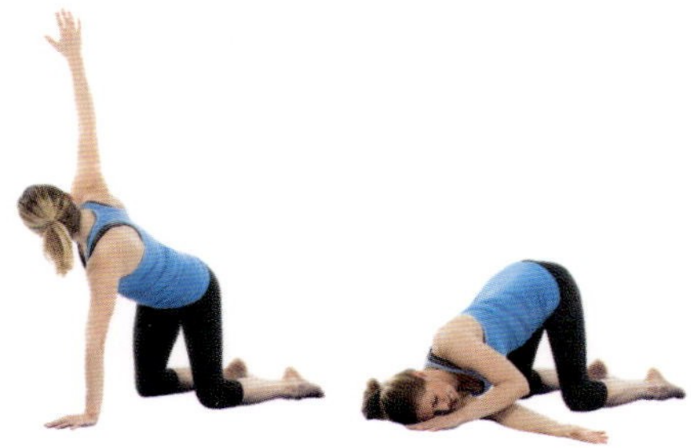

2 Elefant durchs Nadelöhr

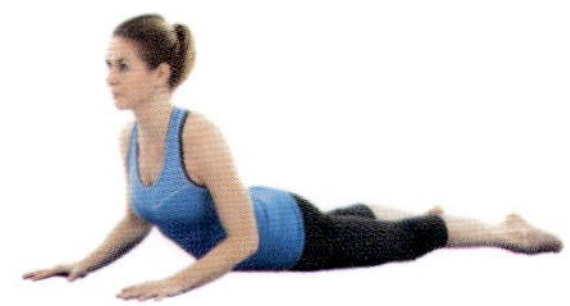

3 Kobra

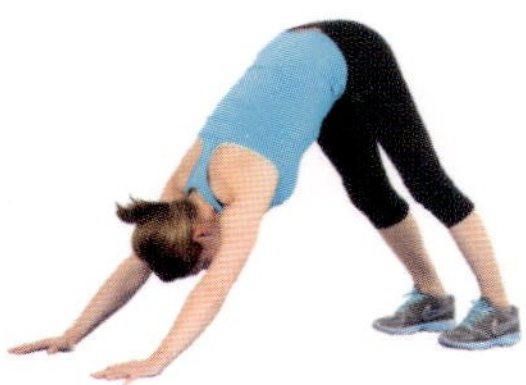

4 Herabschauender Hund

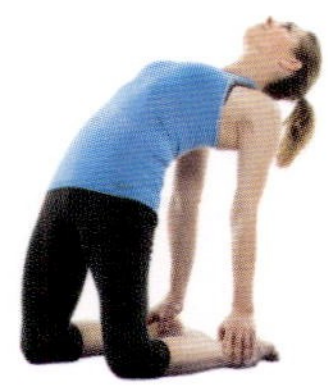

5 Kamel

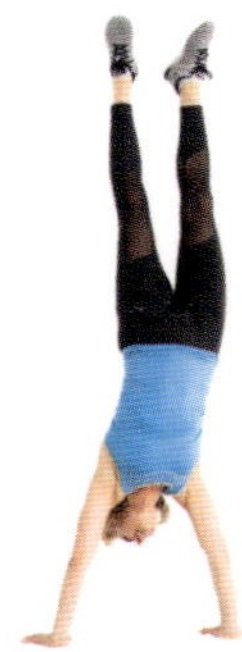

6 Handstand

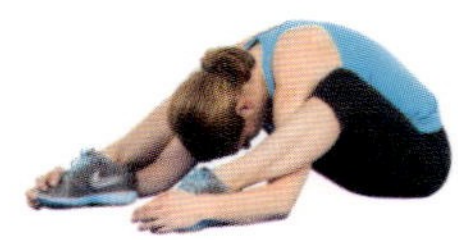

7 Schildkröte

15 Für starke Schultern

1 **2** 3

Trainingsdauer: 25 Min. | Benötigtes Hilfsmittel: Yogagurt | Atemübung: Volle Yogaatmung (Seite 10/11), 5 Min.

	Übungen	Ausführung	Dauer	Durchgänge	Seiten-wechsel	Seite
1	Schulterzirkel mit Yogagurt	dynamisch	10 AZ	2		15
2	Elefant durchs Nadelöhr	dynamisch	10 AZ	2	x	20
3	Kobra	statisch	10 AZ	2		23
4	Herabschauender Hund	statisch	10 AZ	2		21
5	Kamel	statisch	10 AZ	2		21
6	Handstand	statisch	5–10 AZ	2		27
7	Schildkröte	statisch	20 AZ	1		24

Hinweis: Übung 6 (Handstand) bitte nur mit schmerz- und beschwerdefreien Schultern ausführen!

16 Für eine bewegliche Wirbelsäule

1 2 3

Trainingsdauer: 30 Min. | Benötigtes Hilfsmittel: Meditationskissen | Atemübung: Volle Yogaatmung (Seite 10/11), 5 Min.

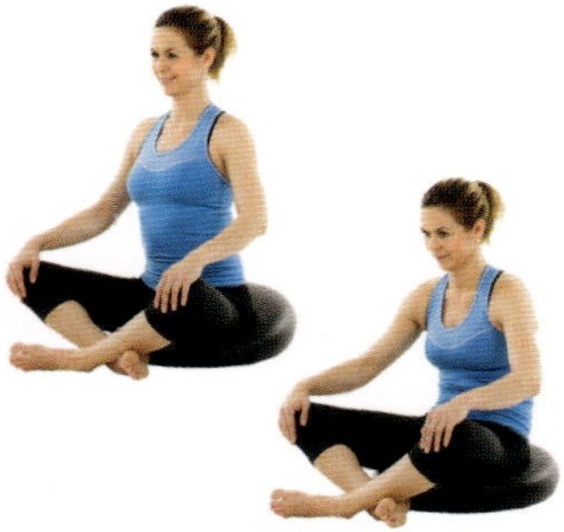

1 Beckenschaukel mit erhöhtem Sitz

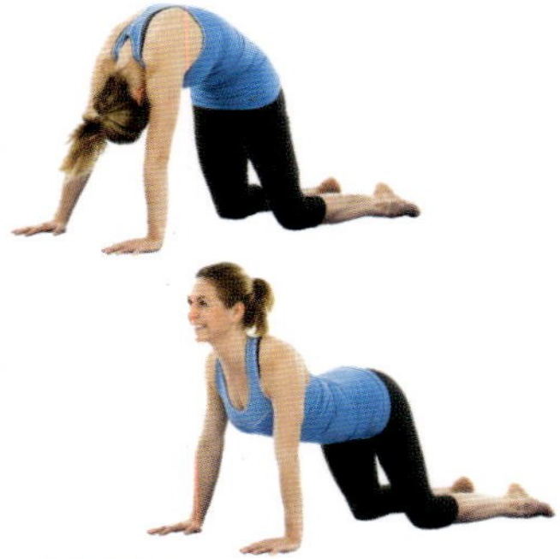

2 Katze – Kuh

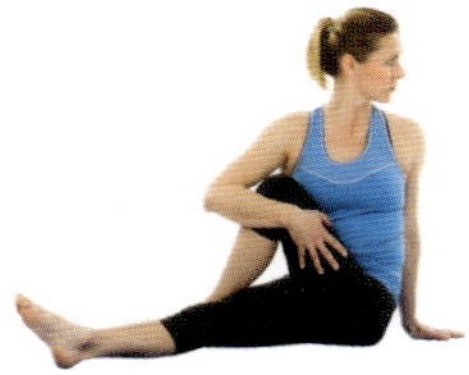

3 Drehsitz

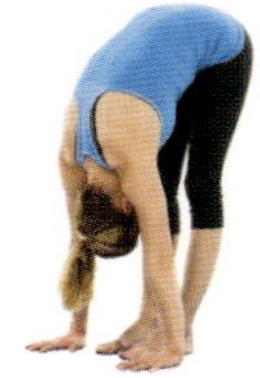

4 Stehende Vorbeuge

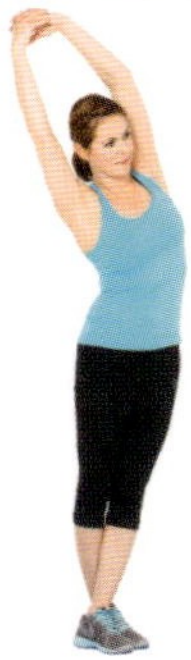

5 Stehender Halbmond

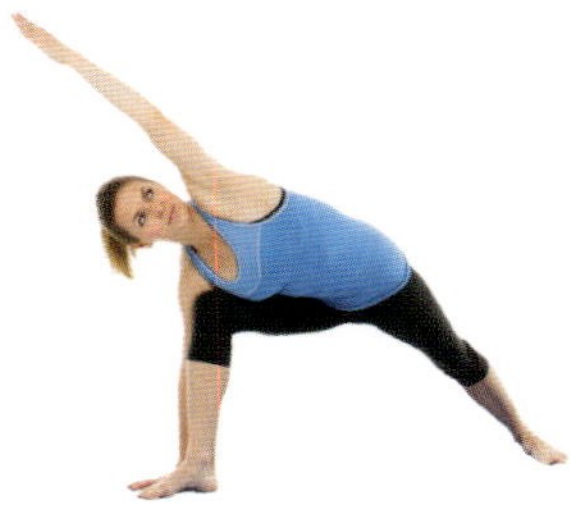

6 Gestreckter seitlicher Winkel

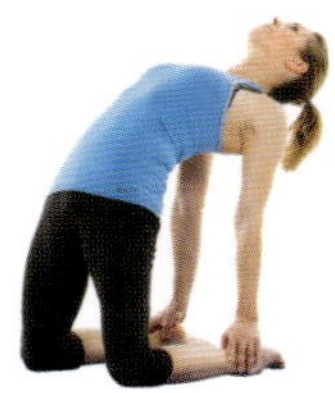

7 Kamel

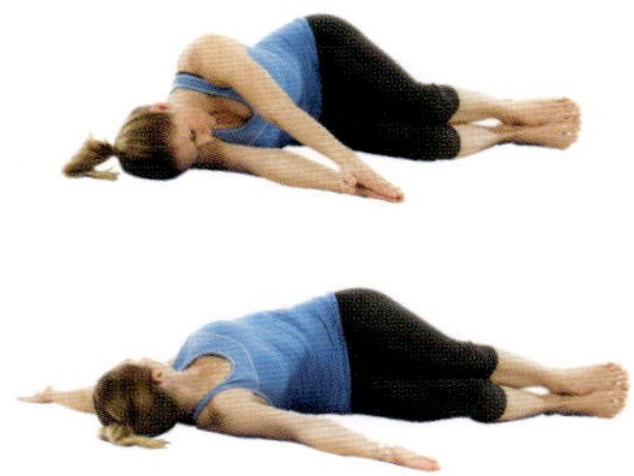

8 Krokodil

16 Für eine bewegliche Wirbelsäule

1 **2** 3

Trainingsdauer: 30 Min. | Benötigtes Hilfsmittel: Meditationskissen | Atemübung: Volle Yogaatmung (Seite 10/11), 5 Min.

	Übungen	Ausführung	Dauer	Durchgänge	Seiten-wechsel	Seite
1	Beckenschaukel mit erhöhtem Sitz	dynamisch	10 AZ	2		23
2	Katze – Kuh	dynamisch	10 AZ	2		20
3	Drehsitz	statisch	10 AZ	2	x	24
4	Stehende Vorbeuge	statisch	10 AZ	2		17
5	Stehender Halbmond	statisch	10 AZ	2	x	15
6	Gestreckter seitlicher Winkel	statisch	10 AZ	2	x	17
7	Kamel	statisch	5–10 AZ	2		21
8	Krokodil	statisch	20 AZ	1	x	25

17 Für eine aufrechte Haltung

1 2 3

Trainingsdauer: 25 Min. | Atemübung: Volle Yogaatmung (Seite 10/11), 3 Min.

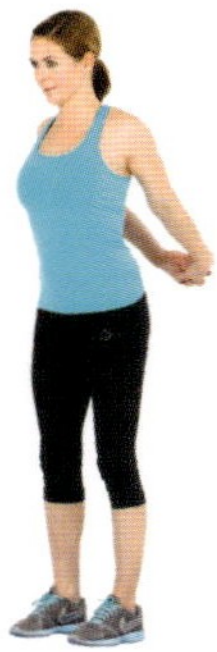

1 Stehender Herzöffner

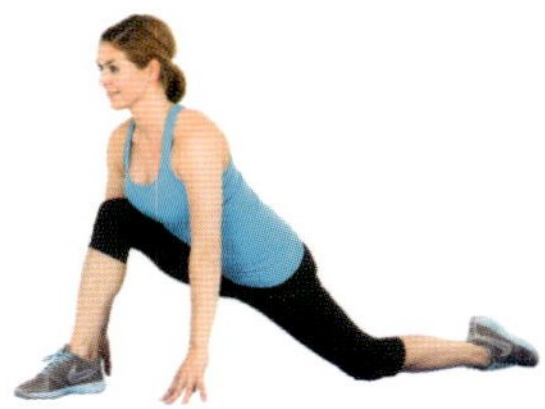

2 Tiefer Sprinter

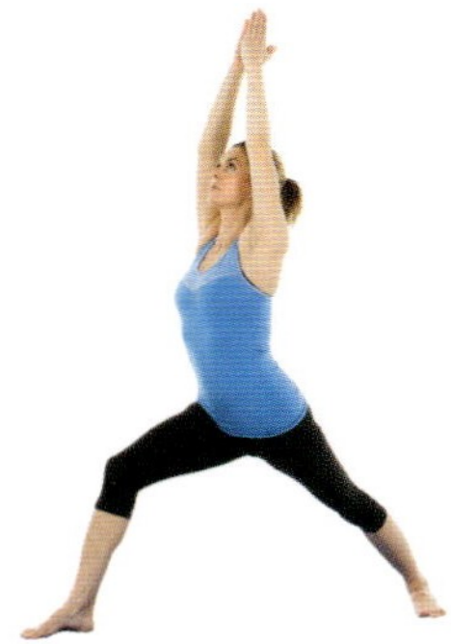

3 Krieger 1

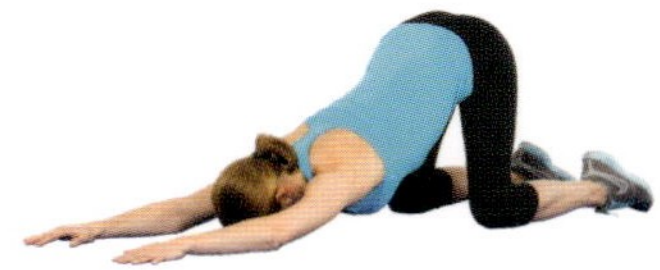

4 Kniender Herzöffner

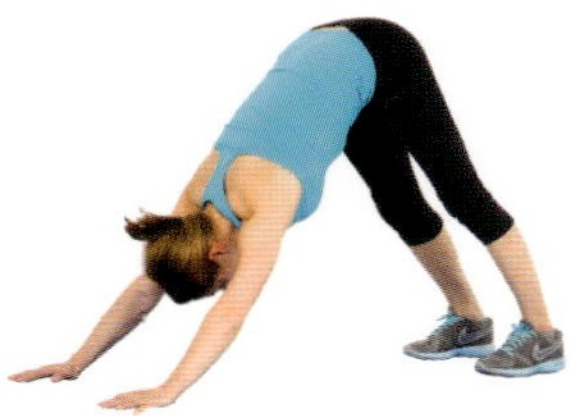

5 Herabschauender Hund

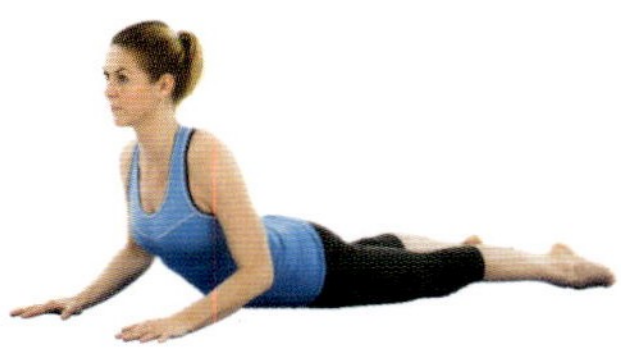

6 Kobra

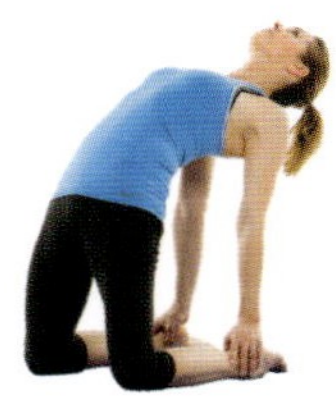

7 Kamel

17 Für eine aufrechte Haltung

1 2 3

Trainingsdauer: 25 Min. | Atemübung: Volle Yogaatmung (Seite 10/11), 3 Min.

	Übungen	Ausführung	Dauer	Durchgänge	Seiten-wechsel	Seite
1	Stehender Herzöffner	statisch	10 AZ	2		16
2	Tiefer Sprinter	statisch	10 AZ	2	x	22
3	Krieger 1	statisch	10 AZ	2	x	16
4	Kniender Herzöffner	statisch	10 AZ	2		20
5	Herabschauender Hund	statisch	10 AZ	2		21
6	Kobra	statisch	10 AZ	2		23
7	Kamel	statisch	5–10 AZ	2		21

18 Wohltuend bei Schulter- und Nackenverspannungen

1 2 3

Trainingsdauer: 20 Min. | Benötigtes Hilfsmittel: Meditationskissen | Atemübung: Wechselatmung (Seite 12), 3 Min.

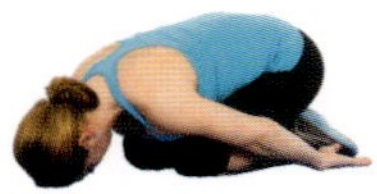

1 Kindposition

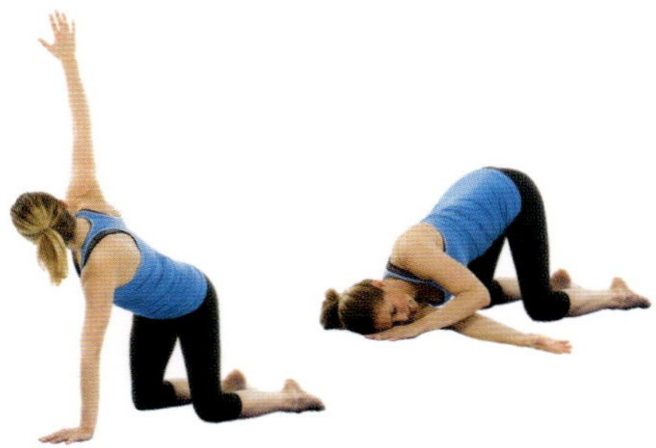

2 Elefant durchs Nadelöhr

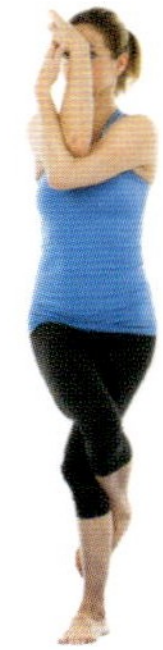

3 Adler

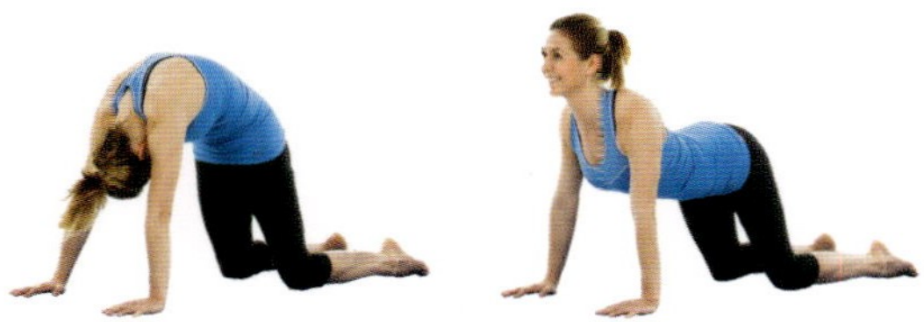

4 Katze – Kuh

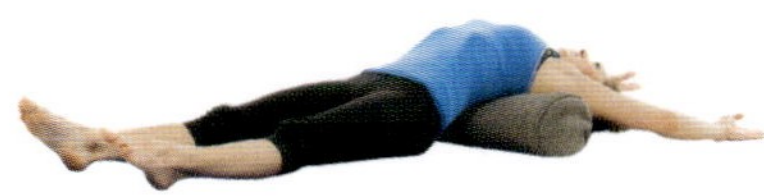

5 Herzöffner im Liegen

18 Wohltuend bei Schulter- und Nackenverspannungen

1 2 3

Trainingsdauer: 20 Min. | Benötigtes Hilfsmittel: Meditationskissen | Atemübung: Wechselatmung (Seite 12), 3 Min.

	Übungen	Ausführung	Dauer	Durchgänge	Seiten-wechsel	Seite
1	Kindposition	statisch	20 AZ	1		19
2	Elefant durchs Nadelöhr	dynamisch	10 AZ	2	x	20
3	Adler	statisch	5–8 AZ	2	x	15
4	Katze – Kuh	dynamisch	10 AZ	2		20
5	Herzöffner im Liegen	statisch	12 AZ	1		26

19 Kopfschmerzen ade

1 2 3

Trainingsdauer: 25 Min. | Benötigtes Hilfsmittel: Meditationskissen
Atemübung: Volle Yogaatmung (Seite 10/11), 5 Min. + Wechselatmung (Seite 12), 3 Min.

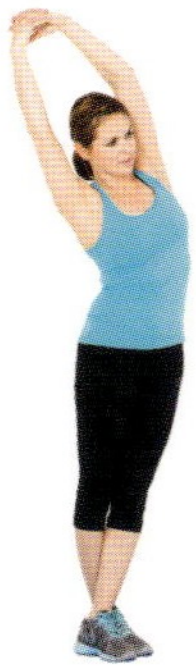

1 Stehender Halbmond

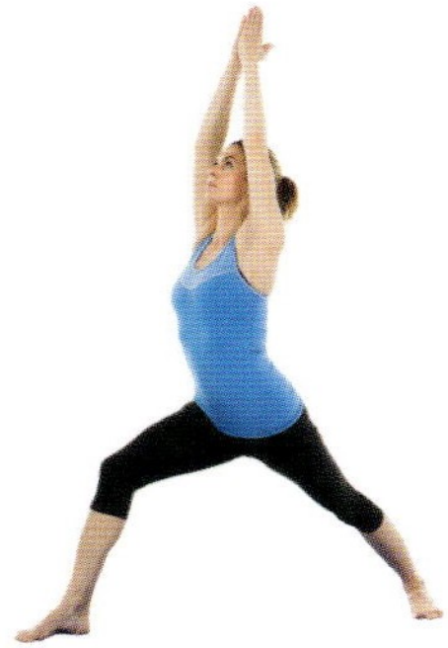

2 Krieger 1

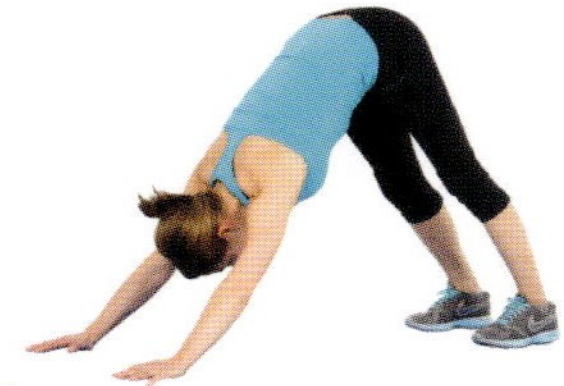

3 Herabschauender Hund

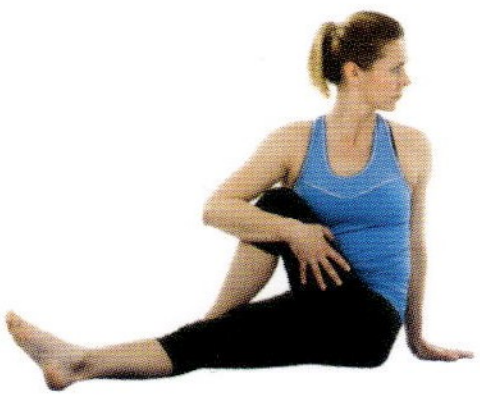

4 Drehsitz

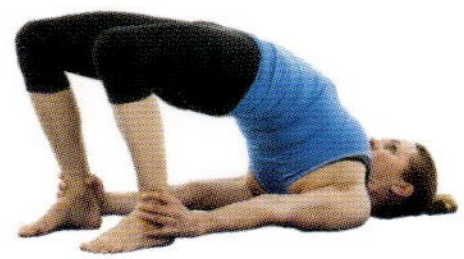

5 Brücke

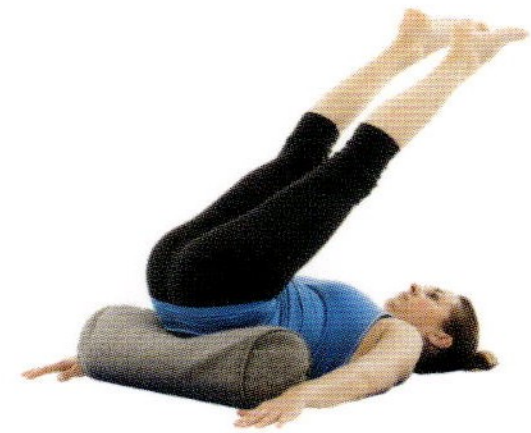

6 Unterstützter Pflug

19 Kopfschmerzen ade

Trainingsdauer: 25 Min. | Benötigtes Hilfsmittel: Meditationskissen
Atemübung: Volle Yogaatmung (Seite 10/11), 5 Min. + Wechselatmung (Seite 12), 3 Min.

	Übungen	Ausführung	Dauer	Durchgänge	Seiten-wechsel	Seite
1	Stehender Halbmond	statisch	10 AZ	1	x	15
2	Krieger 1	statisch	10 AZ	2	x	16
3	Herabschauender Hund	statisch	10 AZ	2		21
4	Drehsitz	statisch	10 AZ	2	x	24
5	Brücke	statisch	10 AZ	2		25
6	Unterstützter Pflug	statisch	10 AZ	1		27

20 Drehhaltungen für eine starke Körpermitte

1 2 3

Trainingsdauer: 30 Min. | Benötigtes Hilfsmittel: gegebenenfalls Yogablock | Atemübung: Wechselatmung (Seite 12), 5 Min.

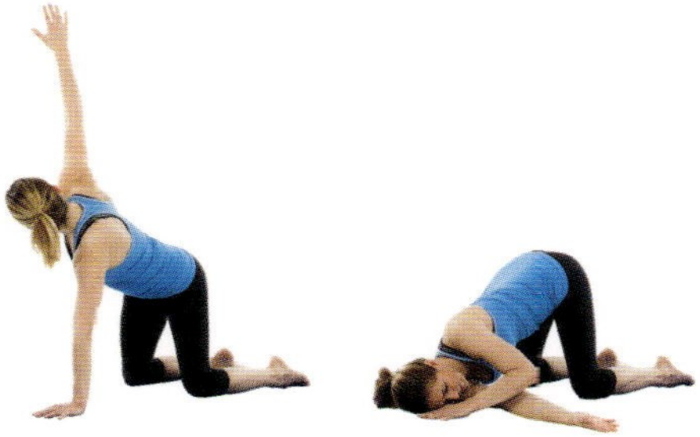

1 Elefant durchs Nadelöhr

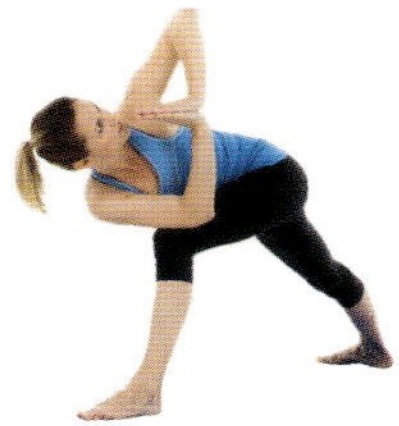

2 Gedrehter seitlicher Winkel

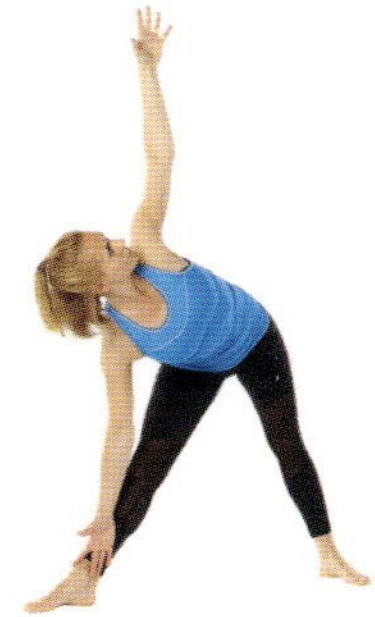

3 Dreieck

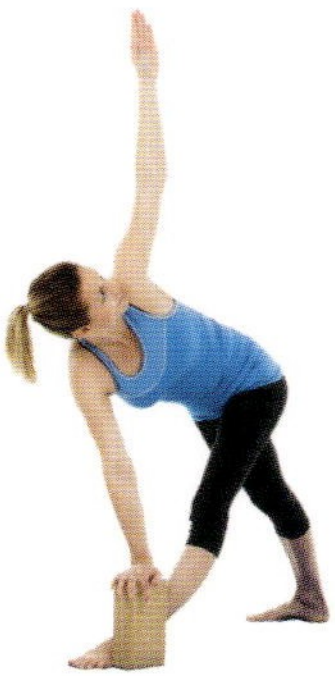

4 Gedrehtes Dreieck

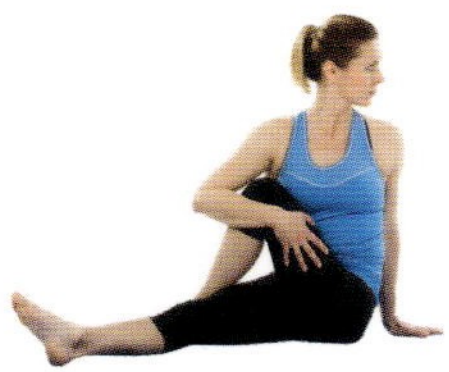

5 Drehsitz

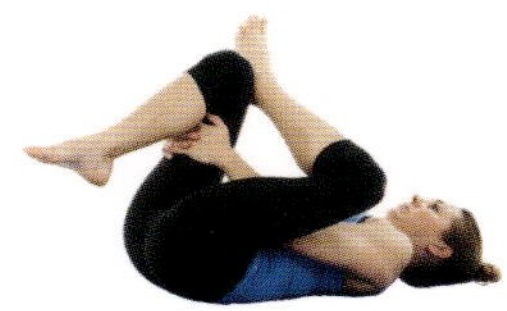

6 Schnürsenkel

20 Drehhaltungen für eine starke Körpermitte

1 **2** 3

Trainingsdauer: 30 Min. | Benötigtes Hilfsmittel: gegebenenfalls Yogablock | Atemübung: Wechselatmung (Seite 12), 5 Min.

	Übungen	Ausführung	Dauer	Durchgänge	Seiten-wechsel	Seite
1	Elefant durchs Nadelöhr	dynamisch	10 AZ	2	x	20
2	Gedrehter seitlicher Winkel	statisch	10 AZ	2	x	18
3	Dreieck	statisch	10 AZ	2	x	17
4	Gedrehtes Dreieck	statisch	10 AZ	2	x	18
5	Drehsitz	statisch	10 AZ	2	x	24
6	Schnürsenkel	statisch	10 AZ	2	x	25

21 Herzöffner für eine aufrechte Haltung und innere Harmonie

Trainingsdauer: 20 Min. | Atemübung: Volle Yogaatmung (Seite 10/11), 5 Min.

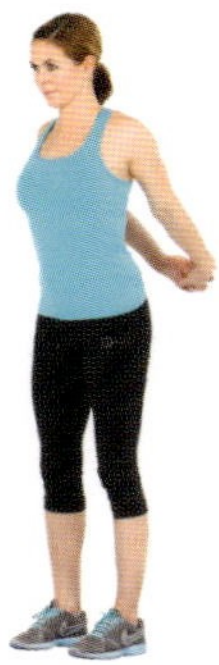

1 Stehender Herzöffner

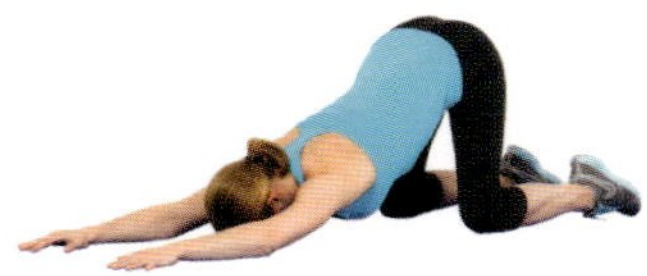

2 Kniender Herzöffner

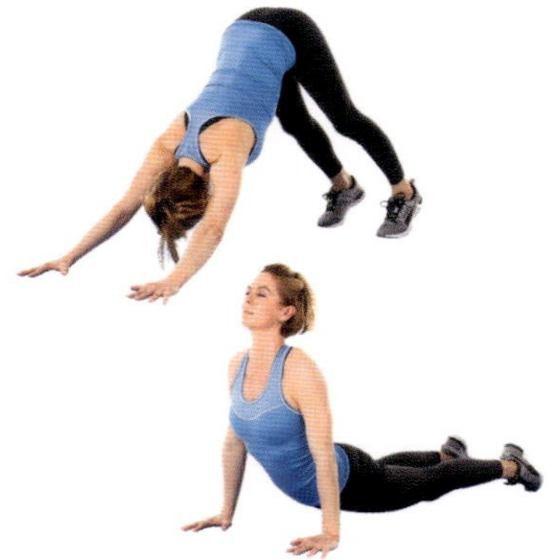

3 Herab- und Hinaufschauender Hund im Flow

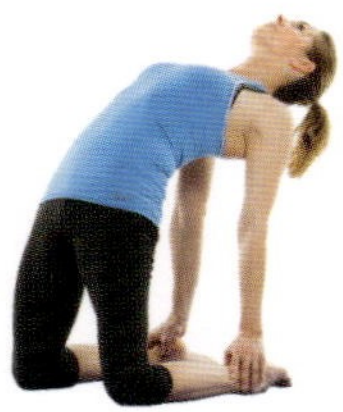

4 Kamel

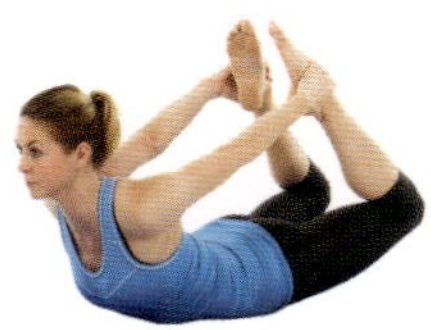

5 Heuschrecke

21 Herzöffner für eine aufrechte Haltung und innere Harmonie

1 2 3

Trainingsdauer: 20 Min. | Atemübung: Volle Yogaatmung (Seite 10/11), 5 Min.

	Übungen	Ausführung	Dauer	Durchgänge	Seite
1	Stehender Herzöffner	statisch	10 AZ	2	16
2	Kniender Herzöffner	statisch	10 AZ	2	20
3	Herab- und Hinaufschauender Hund im Flow	dynamisch	10 AZ	2	21
4	Kamel	statisch	5–10 AZ	2	21
5	Heuschrecke	statisch	5–10 AZ	2	23

22 Beruhigende Vorbeugen

1 2 3

Trainingsdauer: 20 Min. | Atemübung: Wechselatmung (Seite 12), 3 Min.

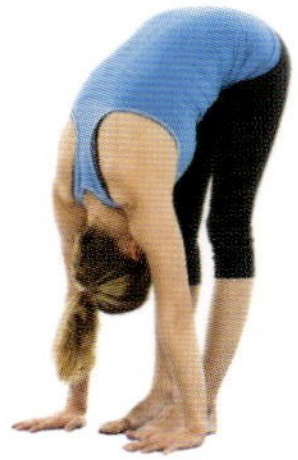

1 Stehende Vorbeuge

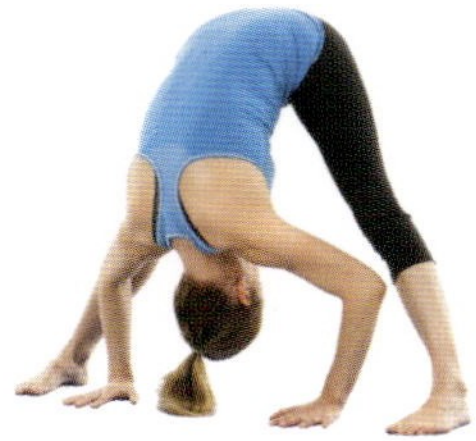

2 Grätsche mit Vorbeuge

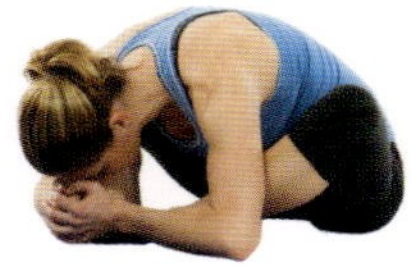

3 Schmetterling

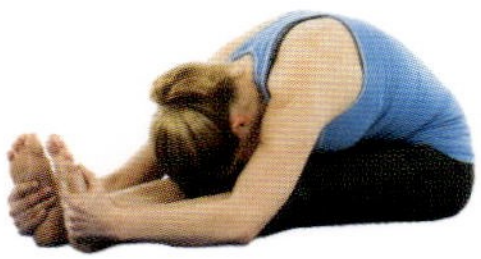

4 Sitzende Vorbeuge

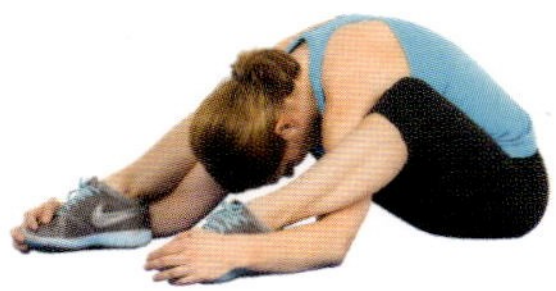

5 Schildkröte

22 Beruhigende Vorbeugen

1 2 3

Trainingsdauer: 20 Min. | Atemübung: Wechselatmung (Seite 12), 3 Min.

	Übungen	Ausführung	Dauer	Durchgänge	Seite
1	Stehende Vorbeuge	statisch	10 AZ	2	17
2	Grätsche mit Vorbeuge	statisch	10 AZ	2	18
3	Schmetterling	statisch	10 AZ	2	23
4	Sitzende Vorbeuge	statisch	10 AZ	2	24
5	Schildkröte	statisch	20 AZ	1	24

23 Balance für innere Stärke

1 2 3

Trainingsdauer: 30 Min. | Benötigtes Hilfsmittel: gegebenenfalls Yogablock
Atemübung: Volle Yogaatmung (Seite 10/11), 5 Min.

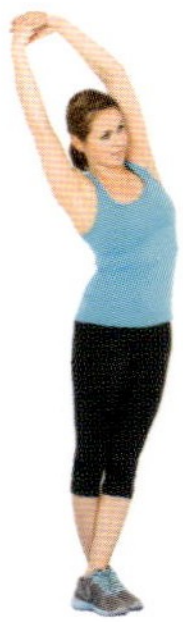

1 Stehender Halbmond

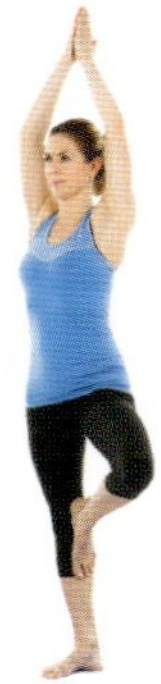

2 Baum

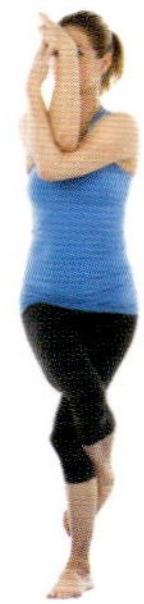

3 Adler

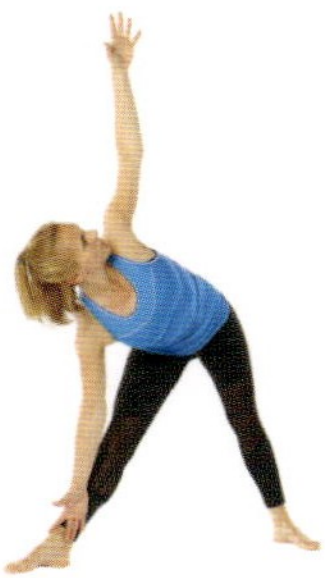

4 Dreieck

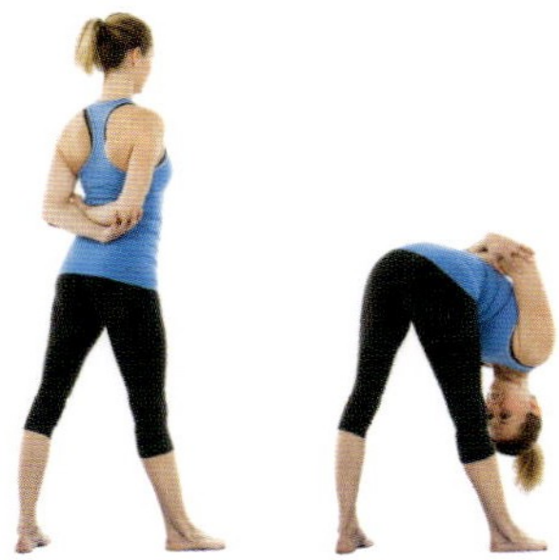

5 Pyramide

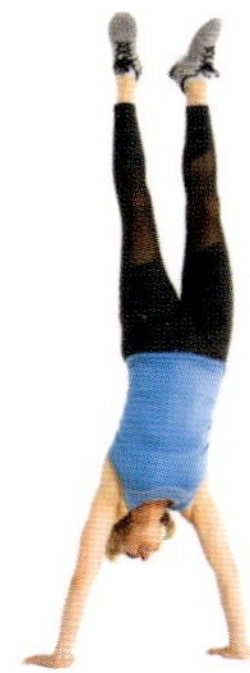

6 Handstand

23 Balance für innere Stärke

Trainingsdauer: 30 Min. | Benötigtes Hilfsmittel: gegebenenfalls Yogablock
Atemübung: Volle Yogaatmung (Seite 10/11), 5 Min.

	Übungen	Ausführung	Dauer	Durchgänge	Seiten-wechsel	Seite
1	Stehender Halbmond	statisch	10 AZ	2	x	15
2	Baum	statisch	10 AZ	2	x	15
3	Adler	statisch	10 AZ	2	x	15
4	Dreieck	statisch	10 AZ	2	x	17
5	Pyramide	statisch	10 AZ	2	x	19
6	Handstand	statisch	1–5 AZ	3		27

24 Kraft und Mobilität in Schultern und Rumpf

1 2 3

Trainingsdauer: 20 Min. | Benötigte Hilfsmittel: Yogagurt, gegebenenfalls Yogablock
Atemübung: Volle Yogaatmung (Seite 10/11), 5 Min.

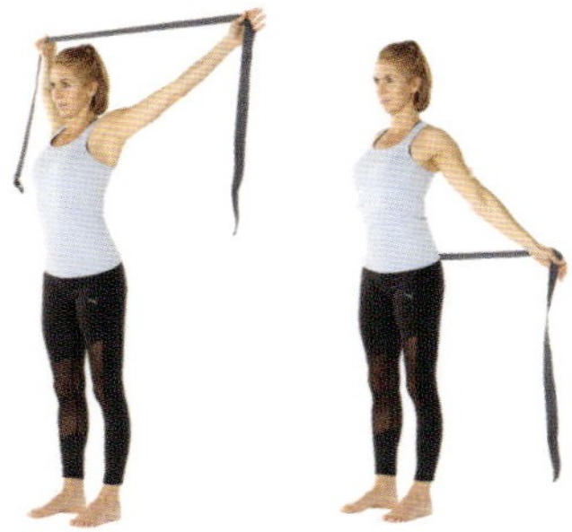

1 Schulterzirkel mit Yogagurt

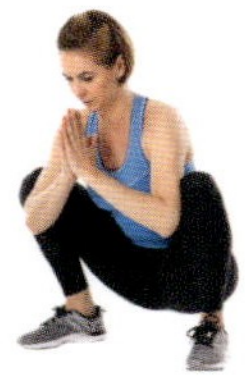

2 Tiefe Hocke

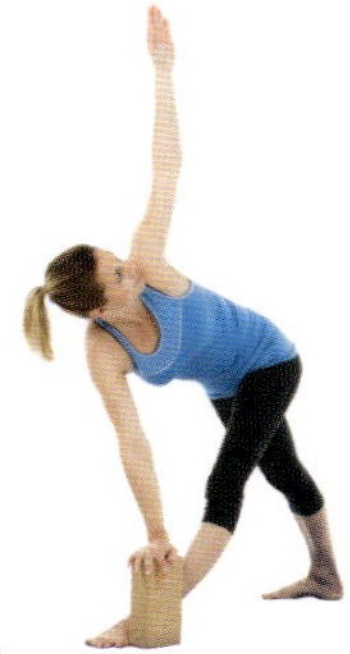

3 Gedrehtes Dreieck

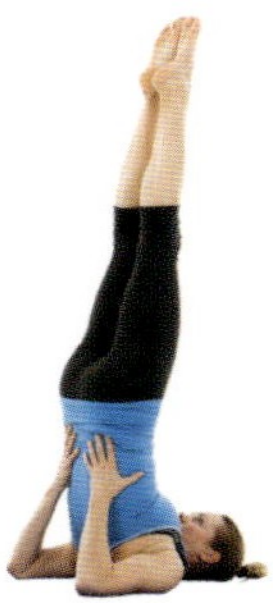

4 Schulterstand

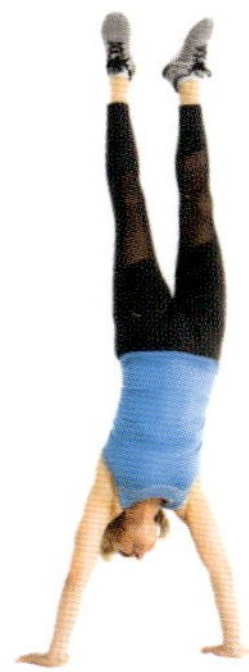

5 Handstand

24 Kraft und Mobilität in Schultern und Rumpf

1 2 3

Trainingsdauer: 20 Min. | Benötigte Hilfsmittel: Yogagurt, gegebenenfalls Yogablock
Atemübung: Volle Yogaatmung (Seite 10/11), 5 Min.

	Übungen	Ausführung	Dauer	Durchgänge	Seitenwechsel	Seite
1	Schulterzirkel mit Yogagurt	dynamisch	10 AZ	2		15
2	Tiefe Hocke	statisch	10 AZ	2		19
3	Gedrehtes Dreieck	statisch	10 AZ	2	x	18
4	Schulterstand	statisch	5–10 AZ	2		27
5	Handstand	statisch	1–5 AZ	3		27

25 Entspannung und Weite im Liegen

Trainingsdauer: 30 Min. | Benötigte Hilfsmittel: Yogagurt, Meditationskissen
Atemübung: Volle Yogaatmung (Seite 10/11), 5 Min. (kann im Liegen ausgeführt werden)

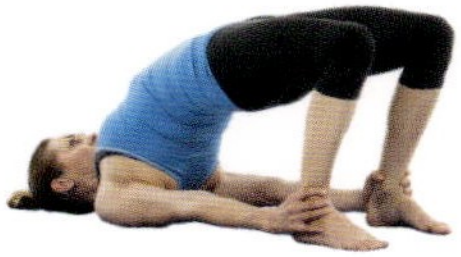

1 Brücke

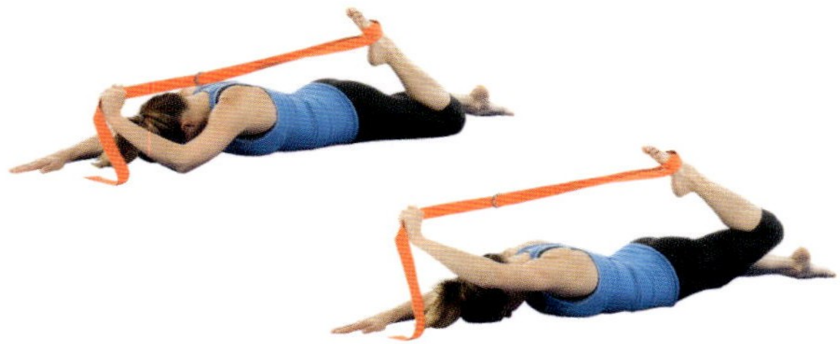

2 Oberschenkeldehnung mit Yogagurt

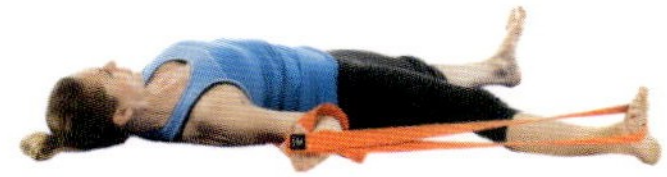

3 Adduktorendehnung mit Yogagurt

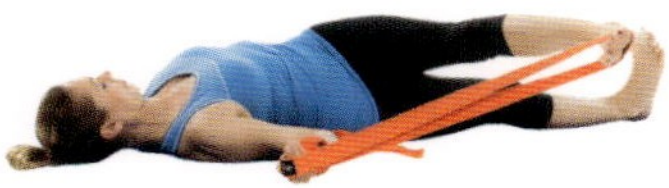

4 Abduktorendehnung mit Yogagurt

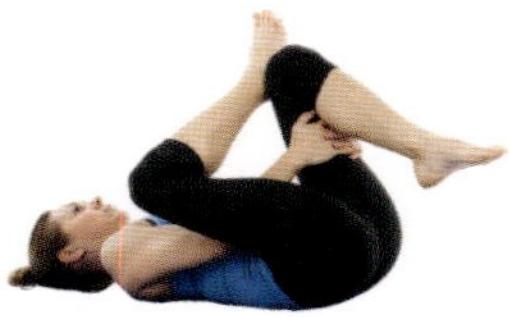

5 Schnürsenkel

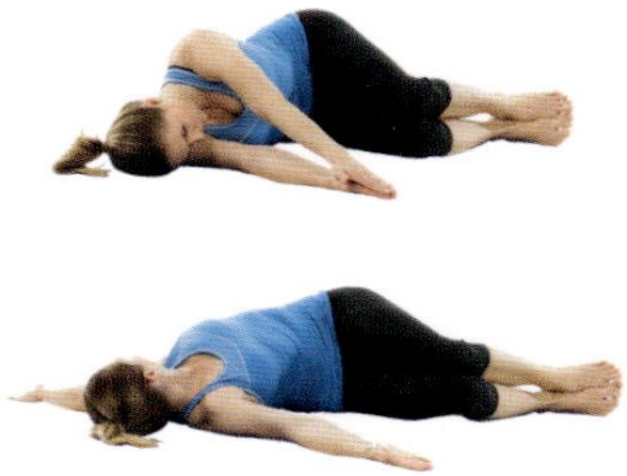

6 Krokodil

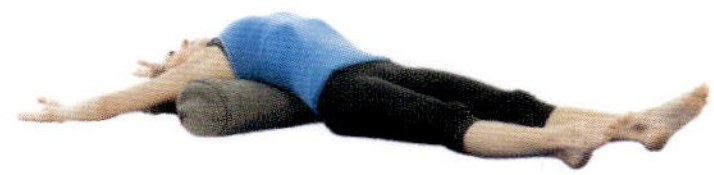

7 Herzöffner im Liegen

25 Entspannung und Weite im Liegen

1 2 3

Trainingsdauer: 30 Min. | Benötigte Hilfsmittel: Yogagurt, Meditationskissen
Atemübung: Volle Yogaatmung (Seite 10/11), 5 Min. (kann im Liegen ausgeführt werden)

	Übungen	Ausführung	Dauer	Durchgänge	Seitenwechsel	Seite
1	Brücke	statisch	10 AZ	2		25
2	Oberschenkeldehnung mit Yogagurt	statisch	15 AZ	1	x	26
3	Adduktorendehnung mit Yogagurt	statisch	15 AZ	1	x	26
4	Abduktorendehnung mit Yogagurt	statisch	15 AZ	1	x	26
5	Schnürsenkel	statisch	15 AZ	1	x	25
6	Krokodil	statisch	15 AZ	1	x	25
7	Herzöffner im Liegen	statisch	15 AZ	1		26

26 Standfestigkeit und Stabilität für Körper und Geist

Trainingsdauer: 35 Min. | Benötigtes Hilfsmittel: gegebenenfalls Yogablock
Atemübung: Volle Yogaatmung (Seite 10/11), 5 Min.

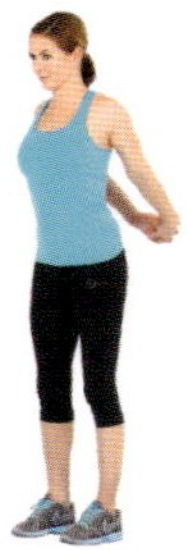

1 Stehender Herzöffner

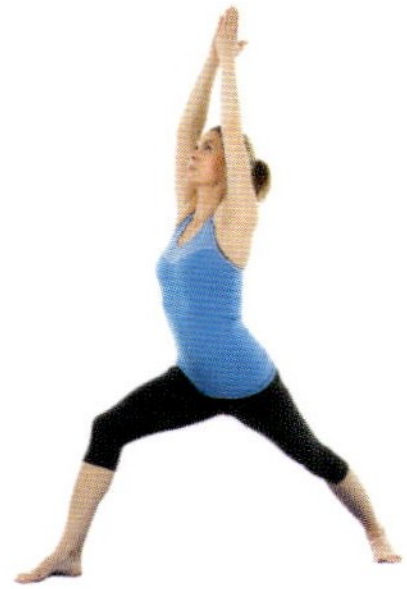

2 Krieger 1

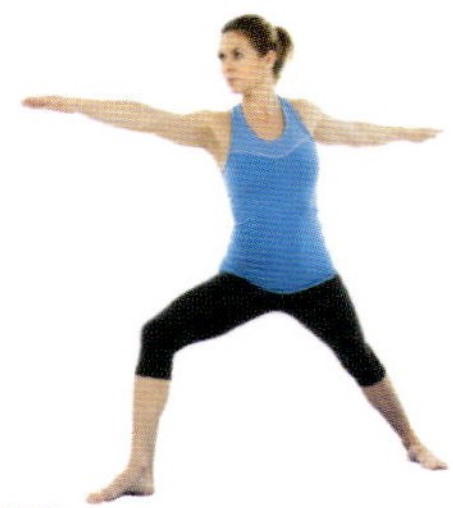

3 Krieger 2

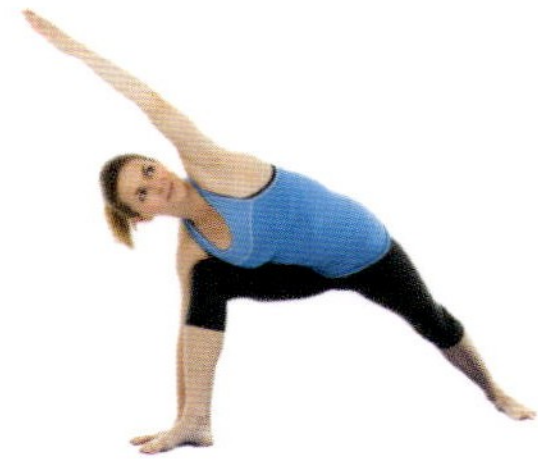

4 Gestreckter seitlicher Winkel

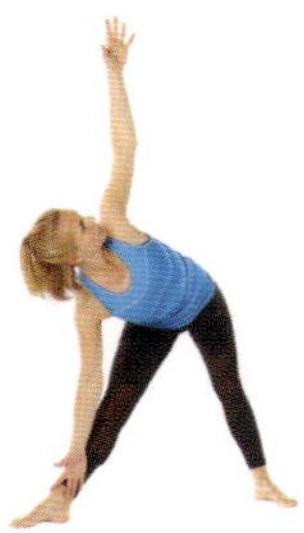

5 Dreieck

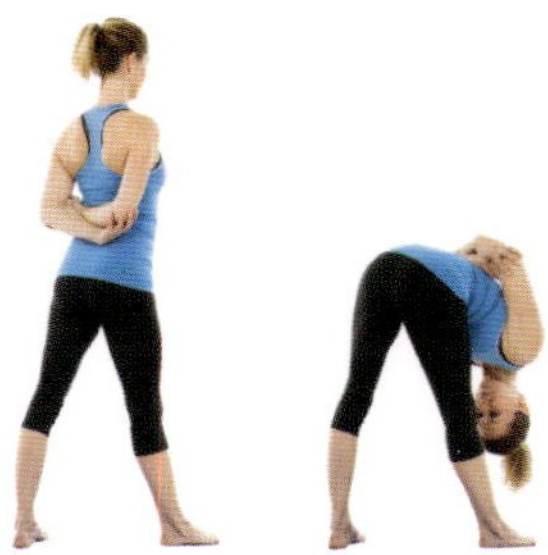

6 Pyramide

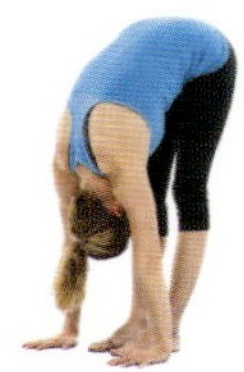

7 Stehende Vorbeuge

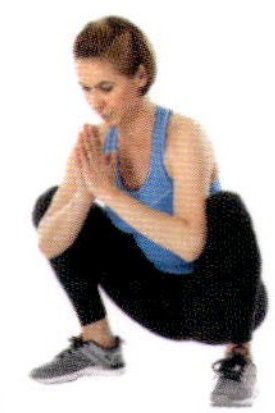

8 Tiefe Hocke

26 Standfestigkeit und Stabilität für Körper und Geist

Trainingsdauer: 35 Min. | Benötigtes Hilfsmittel: gegebenenfalls Yogablock
Atemübung: Volle Yogaatmung (Seite 10/11), 5 Min.

	Übungen	Ausführung	Dauer	Durchgänge	Seiten-wechsel	Seite
1	Stehender Herzöffner	statisch	10 AZ	2		16
2	Krieger 1	statisch	10 AZ	2	x	16
3	Krieger 2	statisch	10 AZ	2	x	16
4	Gestreckter seitlicher Winkel	statisch	10 AZ	2	x	17
5	Dreieck	statisch	10 AZ	2	x	17
6	Pyramide	statisch	10 AZ	2	x	19
7	Stehende Vorbeuge	statisch	15 AZ	1		17
8	Tiefe Hocke	statisch	15 AZ	1		19

Tipps

- Anstelle der Entspannung im Liegen kann hier noch 2 bis 3 Minuten mit geschlossenen Augen im Stehen nachgespürt werden.
- Dieses Workout kann ohne Matte auch bei einem Spaziergang im Park oder bei anderen Gelegenheiten unterwegs ausgeführt werden.

27 Beweglich und stark von Kopf bis Fuß

1 2 3

Trainingsdauer: 30 Min. | Benötigtes Hilfsmittel: Yogagurt | Atemübung: Wechselatmung (Seite 12), 5 Min.

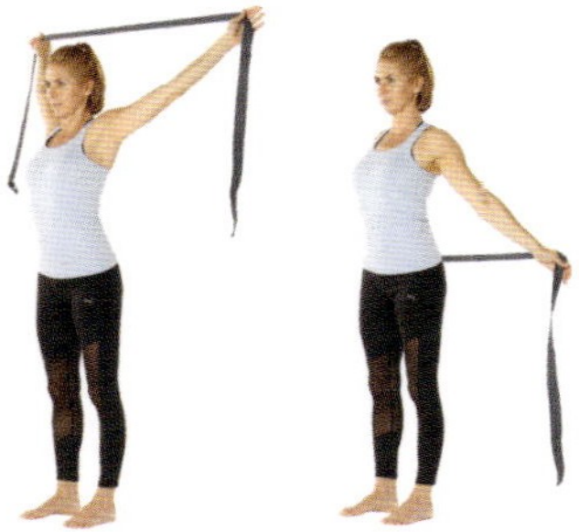

1 Schulterzirkel mit Yogagurt

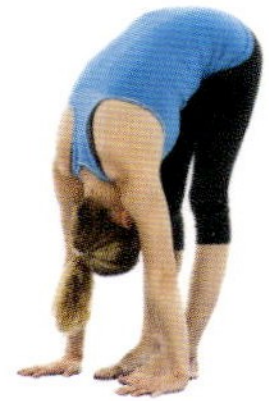

2 Stehende Vorbeuge

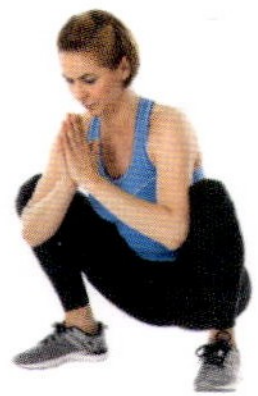

3 Tiefe Hocke

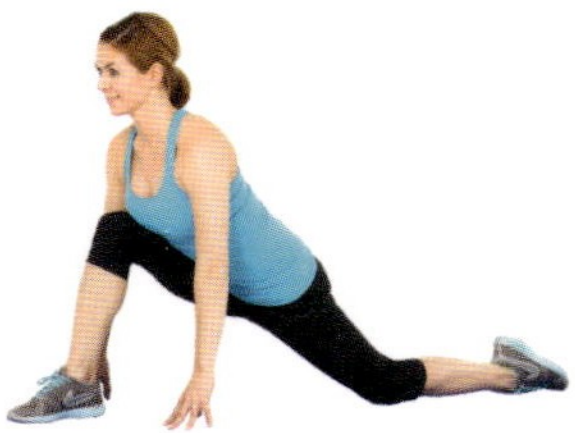

4 Tiefer Sprinter

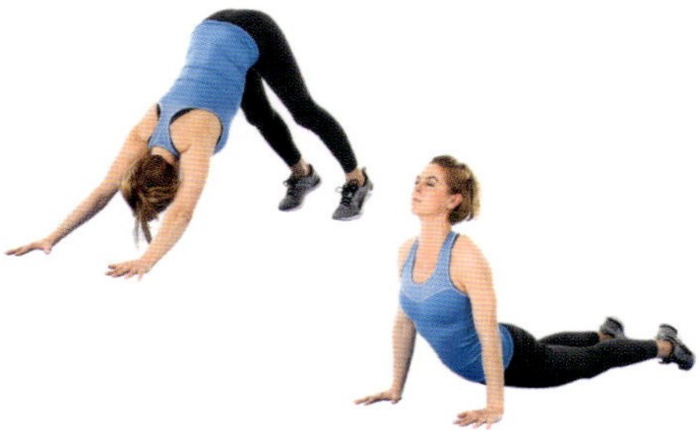

5 Herab- und hinaufschauender Hund im Flow

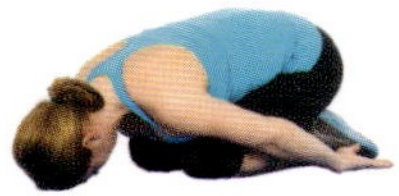

6 Kindposition

27 Beweglich und stark von Kopf bis Fuß

1 **2** 3

Trainingsdauer: 30 Min. | Benötigtes Hilfsmittel: Yogagurt | Atemübung: Wechselatmung (Seite 12), 5 Min.

	Übungen	Ausführung	Dauer	Durchgänge	Seitenwechsel	Seite
1	Schulterzirkel mit Yogagurt	dynamisch	10 AZ	2		15
2	Stehende Vorbeuge	statisch	10 AZ	2		17
3	Tiefe Hocke	statisch	10 AZ	2		19
4	Tiefer Sprinter	statisch	10 AZ	2	x	22
5	Herab- und hinaufschauender Hund im Flow	dynamisch	8 AZ	2		21
6	Kindposition	statisch	20 AZ	1		19

28 Sonnengruß A

1 2 3

Trainingsdauer: 10 Min.,
insgesamt 10-mal wiederholen (5-mal pro Seite)

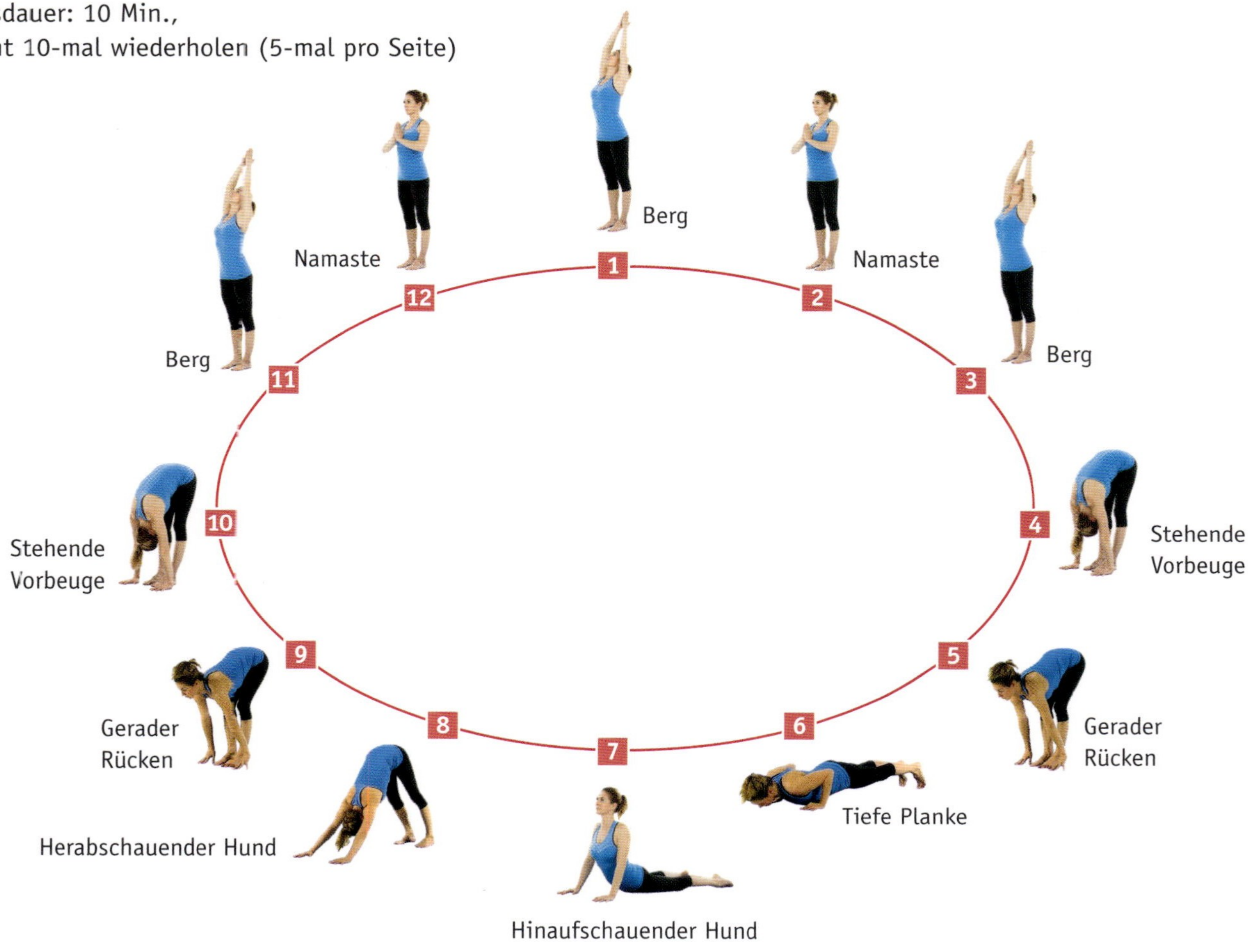

1 Berg
2 Namaste
3 Berg
4 Stehende Vorbeuge
5 Gerader Rücken
6 Tiefe Planke
7 Hinaufschauender Hund
8 Herabschauender Hund
9 Gerader Rücken
10 Stehende Vorbeuge
11 Berg
12 Namaste

28 Sonnengruß A (Seite 28/29)

1 2 3

Trainingsdauer: 10 Min., insgesamt 10-mal wiederholen (5-mal pro Seite)

	Übungen	Atmung	Seite
1	Berg	einatmen	–
2	Namaste	ausatmen	–
3	Berg	einatmen	–
4	Stehende Vorbeuge	ausatmen	17
5	Gerader Rücken	einatmen	–
6	Tiefe Planke	ausatmen	–

	Übungen	Atmung	Seite
7	Hinaufschauender Hund	einatmen	21
8	Herabschauender Hund	ausatmen	21
9	Gerader Rücken	einatmen	–
10	Stehende Vorbeuge	ausatmen	17
11	Berg	einatmen	–
12	Namaste	ausatmen	–

Hinweis: Beim Wiederholen des Flows die Schritte nach hinten in den herabschauenden Hund mit dem anderen Bein ausführen.

29 Sonnengruß B

Trainingsdauer: 15 Min., insgesamt 5-mal wiederholen

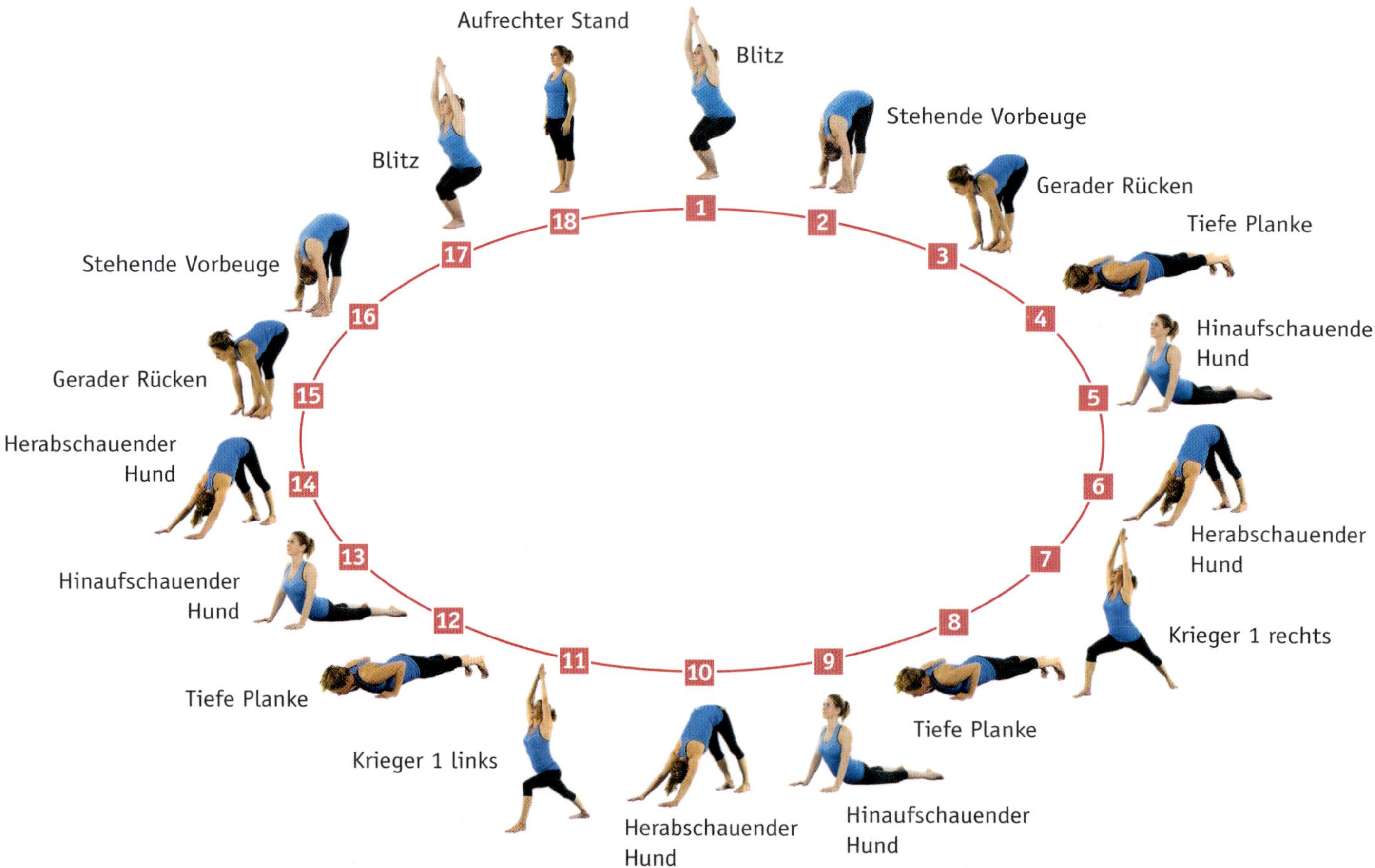

1 Blitz
2 Stehende Vorbeuge
3 Gerader Rücken
4 Tiefe Planke
5 Hinaufschauender Hund
6 Herabschauender Hund
7 Krieger 1 rechts
8 Tiefe Planke
9 Hinaufschauender Hund
10 Herabschauender Hund
11 Krieger 1 links
12 Tiefe Planke
13 Hinaufschauender Hund
14 Herabschauender Hund
15 Gerader Rücken
16 Stehende Vorbeuge
17 Blitz
18 Aufrechter Stand

29 Sonnengruß B (Seite 29–31)

Trainingsdauer: 15 Min., insgesamt 5-mal wiederholen

	Übungen	Atmung	Seite
1	Blitz	einatmen	–
2	Stehende Vorbeuge	ausatmen	17
3	Gerader Rücken	einatmen	–
4	Tiefe Planke	ausatmen	–
5	Hinaufschauender Hund	einatmen	21
6	Herabschauender Hund	ausatmen	21
7	Krieger 1 rechts	einatmen	16
8	Tiefe Planke	ausatmen	–
9	Hinaufschauender Hund	einatmen	21

	Übungen	Atmung	Seite
10	Herabschauender Hund	ausatmen	21
11	Krieger 1 links	einatmen	16
12	Tiefe Planke	ausatmen	–
13	Hinaufschauender Hund	einatmen	21
14	Herabschauender Hund	ausatmen	21
15	Gerader Rücken	einatmen	–
16	Stehende Vorbeuge	ausatmen	17
17	Blitz	einatmen	–
18	Aufrechter Stand	ausatmen	–

30 Krieger-Flow

1 2 3

Trainingsdauer: 10 Min., insgesamt 5-mal wiederholen

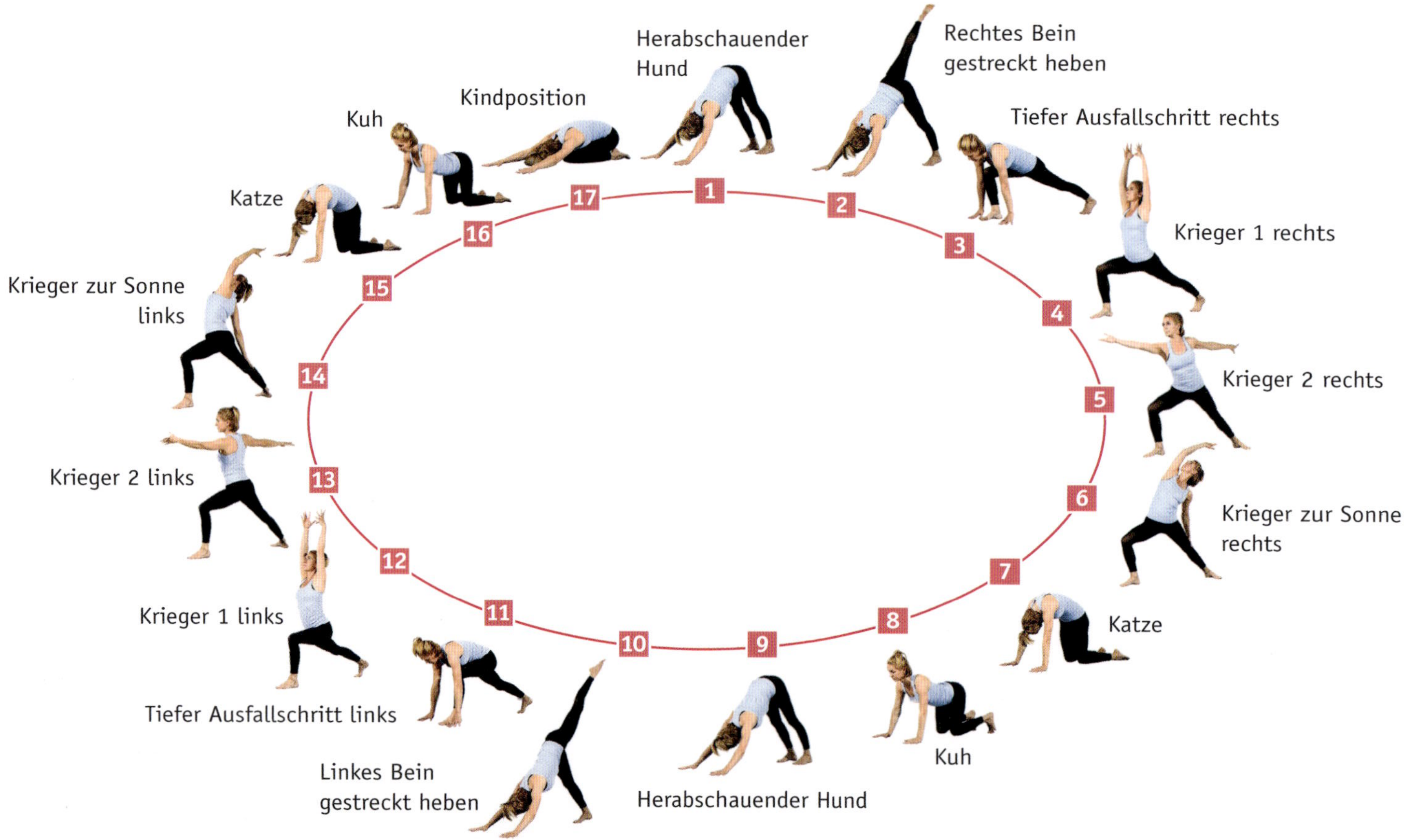
1 Herabschauender Hund
2 Rechtes Bein gestreckt heben
3 Tiefer Ausfallschritt rechts
4 Krieger 1 rechts
5 Krieger 2 rechts
6 Krieger zur Sonne rechts
7 Katze
8 Kuh
9 Herabschauender Hund
10 Linkes Bein gestreckt heben
11 Tiefer Ausfallschritt links
12 Krieger 1 links
13 Krieger 2 links
14 Krieger zur Sonne links
15 Katze
16 Kuh
17 Kindposition

30 Krieger-Flow (Seite 31/32)

Trainingsdauer: 10 Min., insgesamt 5-mal wiederholen

	Übungen	Atmung	Seite
1	Herabschauender Hund	ausatmen	21
2	Rechtes Bein heben	einatmen	–
3	Tiefer Ausfallschritt rechts	ausatmen	–
4	Krieger 1 rechts	einatmen	16
5	Krieger 2 rechts	ausatmen	16
6	Krieger zur Sonne rechts	einatmen	–
7	Katze	ausatmen	20
8	Kuh	einatmen	20
9	Herabschauender Hund	ausatmen	21

	Übungen	Atmung	Seite
10	Linkes Bein heben	einatmen	–
11	Tiefer Ausfallschritt links	ausatmen	–
12	Krieger 1 links	einatmen	16
13	Krieger 2 links	ausatmen	16
14	Krieger zur Sonne links	einatmen	–
15	Katze	ausatmen	20
16	Kuh	einatmen	20
17	Kindposition	ausatmen	19

1 Beweglich und stark für Einsteiger

1 2 3

Trainingsdauer: 40 Min. | Benötigtes Hilfsmittel: Yogagurt | Atemübung: Volle Yogaatmung (Seite 10/11), 5 Min.

	Übungen	Ausführung	Dauer	Durchgänge	Seiten-wechsel	Seite
1	Katze – Kuh	dynamisch	10 AZ	2		20
2	Kuhgesicht im Fersensitz	statisch	10 AZ	2	x	22
3	Elefant durchs Nadelöhr	dynamisch	10 AZ	2	x	20
4	Drehsitz	statisch	10 AZ	2	x	24
5	Kobra	statisch	10 AZ	2		23
6	Stehender Halbmond	statisch	10 AZ	2	x	15
7	Baum	statisch	10 AZ	2	x	15

1 Beweglich und stark für Einsteiger

1 2 3

Trainingsdauer: 40 Min. | Benötigtes Hilfsmittel: Yogagurt | Atemübung: Volle Yogaatmung (Seite 10/11), 5 Min.

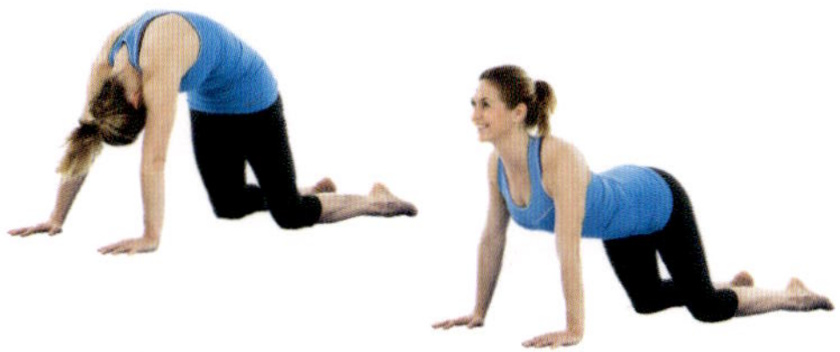

1 Katze – Kuh

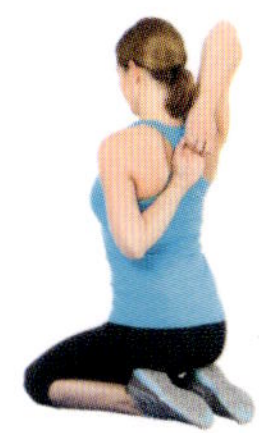

2 Kuhgesicht im Fersensitz

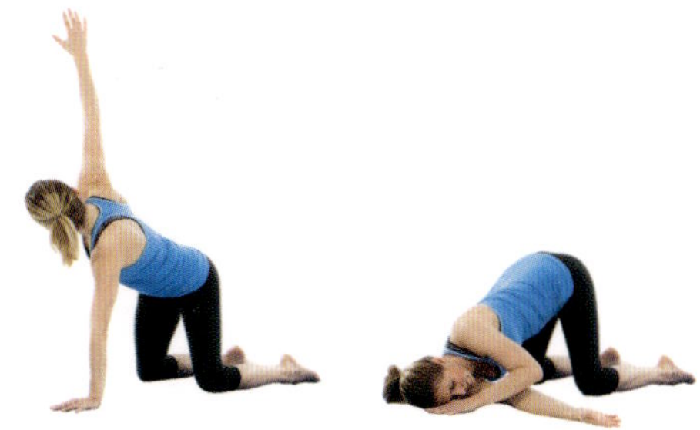

3 Elefant durchs Nadelöhr

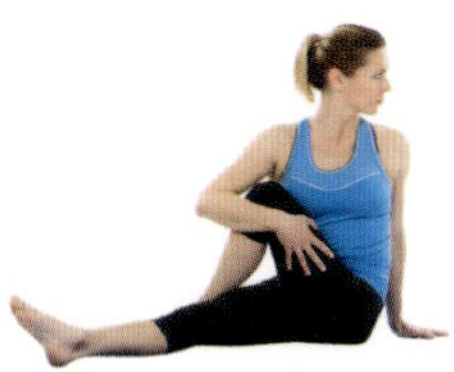

4 Drehsitz

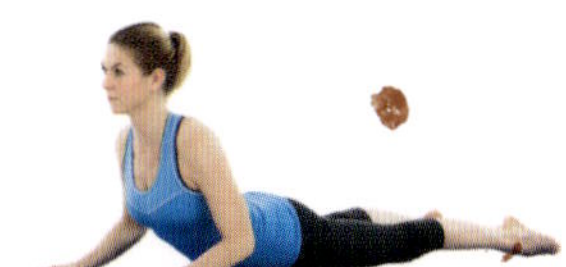

5 Kobra

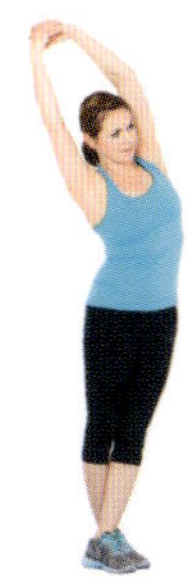

6 Stehender Halbmond

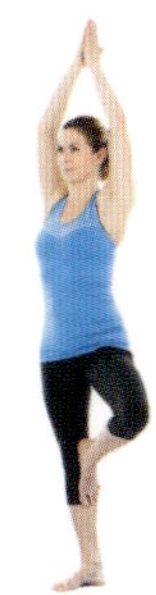

7 Baum